外来医疗器械
管理实用手册

主编　彭　飞　王世英　张流波

主审　胡必杰

上海科学技术出版社

图书在版编目（CIP）数据

外来医疗器械管理实用手册 / 彭飞，王世英，张流
波主编. -- 上海：上海科学技术出版社，2020.5
ISBN 978-7-5478-4888-3

Ⅰ. ①外… Ⅱ. ①彭… ②王… ③张… Ⅲ. ①医疗器
械－管理－手册 Ⅳ. ①R197.39-62

中国版本图书馆CIP数据核字 (2020) 第057724号

外来医疗器械管理实用手册
主编　彭　飞　王世英　张流波
主审　胡必杰

上海世纪出版(集团)有限公司
上海科学技术出版社 出版、发行
(上海钦州南路 71 号　邮政编码 200235　www. sstp. cn)
苏州工业园区美柯乐制版印务有限责任公司印刷
开本 889×1194　1/32　印张 5.875
字数：140 千字
2020 年 5 月第 1 版　2020 年 5 月第 1 次印刷
ISBN 978 - 7 - 5478 - 4888 - 3/R・2067
定价：35.00 元

本书如有缺页、错装或坏损等严重质量问题，
请向工厂联系调换

内容提要

　　本书以问答的形式,对临床工作中经常遇到的医院外来医疗器械相关的问题进行了解答。内容涉及器械的基本知识、管理、清洗、消毒、干燥、灭菌和检查、保养、包装、存储、发放、转运,以及清洗效果和灭菌的质量监测,同时附有常用工作表格和流程图,实操性强,可为消毒供应中心人员的日常工作提供指导和参考。

编写人员名单

主　审　胡必杰

主　编　彭　飞　王世英　张流波

副主编　褚雅琴　张　艳　邢　迪　马俊俐　袁　旭

编　者（按姓氏笔画排序）

马俊俐　王世英　邢　迪　李云霞　李超尘
吴艾霞　吴晓玲　张　艳　张宝胜　张流波
陆佩燕　罗　帆　郑文娟　袁　旭　章依利
彭　飞　虞英姿　褚雅琴　薛晶晶

序

　　外来医疗器械是医疗器械供应商租借给医院、可重复使用、主要用于与植入物相关手术的器械（WS 310.1 - 2016），即是指不由医疗机构自行采购，而是由医疗器械生产厂家、公司或经销商以租借或免费试用的形式提供给医疗机构长期或临时使用的手术器械，或由单位（厂家）带到医院手术室临时使用的器械，或其他医院到消毒供应中心进行清洗、消毒、灭菌后在本单位使用的器械。

　　外来医疗器械具有以下特点：专科手术针对性强、价格昂贵、专业性强、更新迅速、品种繁杂；在普通手术器械基础上增加局部专项操作器械；骨科植入性手术相关器械、动力工具等最为多见；全省市或全国流动循环；医院不作常规配备，进行租借或免费试用；器械大、构造复杂，清洗灭菌要求高，因而存在较大的感染风险。外来医疗器械的管理是目前消毒供应中心在工作中面临的热点问题。作为被喻为医院"心脏"的消毒供应中心，更是医院控制感染的重要部门。消毒供应中心作为一个独立的专业领域，其工作质量好坏与医院感染的发生与否密切相关，直接影响医疗服务质量和患者安全。

　　如何高效率、高质量地处理外来医疗器械成为消毒供应中心目前最棘手的问题。由于部分医院处理外来医疗器械经验有限，工作中遇到较多的问题，如何解决这些问题缺乏科学的参考依据。本书在介绍外来医疗器械基本知识、概况及管理制度内容的基础上,按照外来医疗器械处理的操作步骤进行编写,包括:回收、分类、清洗、消毒、干燥、检查、保养、包装、装载、灭菌、储存与发放、转运的顺序等,对清洗效果质量及灭菌质量监测也进行了详细的解答。书中结合外来医疗器械目前的清洗消毒灭菌现状、器械特点、各处理环节的知识技术、管理内容、质量监测等常见的问题,精心设置了 134 个问题并对其进行答疑,提供解决方案;同时根据编者工作中处理外来医疗器械的经验提供了常用的若干表格,供消毒供应中心工作人员及管理者参考。

本书覆盖面广,实用性强,专业知识丰富,可为同行日常工作答疑解惑,是医院消毒供应中心、手术室相关工作人员以及外来医疗器械厂商等学习或参考的工具书,对医院相关部门的管理者也有借鉴作用。

胡必志

2019 年 10 月

前　言

随着医疗器械技术的快速发展，越来越多的高科技外来医疗器械被用于手术中。外来医疗器械由于价格昂贵等原因，医院不作常规配备，而是由医疗器械公司、生产厂家通过免费或者租赁的形式提供给医院重复使用，是市场经济的新生产物。随着市场经济的不断发展和进步，同时随着生物医学、组织材料学和生物工程学的快速发展，外来医疗器械种类越来越多，在医院使用的范围也越来越广，因而消毒供应中心益发重视对外来医疗器械的规范管理。

随着国家卫生健康委员会 WS 310 - 2016 消毒供应中心三大标准的发布，国家强制要求外来医疗器械由消毒供应中心统一清洗、消毒、灭菌处置。从外来医疗器械首次接收的测试，到接收、分类、清洗、消毒、灭菌等各个环节的过程监管，再到手术室使用后必须经消毒供应中心清洗后归还器械商，这诸多的环节，给外来医疗器械的管理带来了许多问题。消毒供应中心重视外来医疗器械集中处置和规范化管理过程中的每一个细节，使外来医疗器械的接收、清洗、消毒、检查包装、灭菌、监测、发放标准化工作流程有法可依，清洗、消毒、灭菌质量得到有效保障，相关质量控制过程记录具有可追溯性，从根本上杜绝医院感染的发生。

本书在参考国内外文献以及实践经验的基础上编写，内容全面、专业、丰富。书中采用一问一答的形式，便于理解和掌握，可为消毒供应中心、手术室、外来医疗器械厂商、医院管理者等相关专业人员提供参考。由于编者水平和时间有限,书中难免存在不足之处,欢迎广大读者和专家指正。

主　编

2019 年 10 月

目　　录

一、外来医疗器械基本知识及概况 · *1*

1. 什么是消毒供应中心 · *1*
2. 什么是消毒供应中心集中管理 · *1*
3. 什么是清洗、消毒、灭菌 · *2*
4. 什么是外来医疗器械 · *3*
5. 什么是植入物 · *3*
6. 外来医疗器械可以分为几类 · *3*
7. 外来医疗器械具有哪些特点 · *3*
8. 常见的植入物类型有哪些 · *4*
9. 植入物具有哪些特点 · *4*
10. 外来医疗器械中动力工具可以分为哪几类？各有哪些
    特点 · *4*
11. 外来医疗器械目前在医院使用的现状如何 · *5*
12. 外来医疗器械在消毒供应中心的处理流程是怎样的 · *5*
13. 消毒供应中心接收外来医疗器械存在哪些问题 · *7*
14. 消毒供应中心集中处理外来医疗器械具有哪些好处 · *8*
15. 消毒供应中心集中处理外来医疗器械的难点有哪些？处
    理方案是什么 · *8*

二、外来医疗器械管理制度 · 11

1. WS 310-2016《消毒供应中心》对外来医疗器械具体的
   管理要求是什么 · 11
2. 简述外来医疗器械管理制度 · 11
3. 简述植入物管理制度 · 13
4. 外来医疗器械招标准入制度是什么 · 16
5. 如何对外来医疗器械岗位的工作人员进行培训 · 16
6. 设置外来医疗器械岗位时,考虑因素有哪些? 难点在
   哪里 · 17
7. 外来医疗器械工作人员排班如何进行 · 17
8. 对处理外来医疗器械的工作人员的能力从哪些方面进行
   评估 · 18
9. 接收外来医疗器械时需要遵循什么原则 · 18
10. 接收外来医疗器械的注意事项有哪些 · 19
11. 接收外来医疗器械的急件处理原则是什么 · 19
12. 外来医疗器械使用完需要做预处理吗? 应该
    怎么做 · 20
13. 如何利用追溯系统对外来医疗器械做好管理制度及相应
    的流程 · 20
14. 简述外来医疗器械工作人员管理制度 · 21
15. 外来医疗器械岗位带教内容及方式有哪些 · 21
16. 简述外来医疗器械安全管理制度 · 22
17. 简述外来医疗器械交接管理制度 · 23
18. 简述外来医疗器械转运管理制度 · 23
19. 简述外来医疗器械沟通协调管理制度 · 24

20. 简述外来医疗器械感染控制管理制度 · 25

三、外来医疗器械清洗、消毒、干燥 · 27

1. 何为去污区 · 27
2. 去污区环境要求有哪些 · 27
3. 接收外来医疗器械时去污区需要配备哪些设备设施 · 28
4. 接收外来医疗器械时对去污区的工作人员的着装有哪些
   要求 · 28
5. 回收外来医疗器械时需要做哪些准备工作 · 28
6. 外来医疗器械回收时需要在清单上登记哪些具体
   信息 · 29
7. 清点外来医疗器械时重量如何进行评估？如何处理
   超重 · 29
8. 外来医疗器械分类的操作步骤是什么 · 29
9. 简述外来医疗器械在去污区的处理流程 · 29
10. 遇到特殊感染外来医疗器械如何进行处理 · 31
11. 外来医疗器械装载时的注意事项有哪些 · 32
12. 如何选择外来医疗器械的清洗方法 · 32
13. 外来医疗器械电动工具如何进行清洗 · 32
14. 简述不同结构外来医疗器械手工清洗的具体操作步骤及
   注意事项 · 33
15. 外来医疗器械在选择超声清洗时需要注意什么 · 34
16. 简述外来医疗器械机器清洗操作步骤 · 35
17. 外来医疗器械在进行机器清洗时,清洗程序应如何设定、
   选择 · 37
18. 外来医疗器械消毒的方法有哪些？选择外来医疗器械最

佳消毒的方法是什么 · 37

19. 外来医疗器械润滑的方法有哪几种？如何对外来医疗
　　器械进行润滑 · 38

20. 外来医疗器械干燥方法有哪些？如何操作以及注意事项
　　有哪些 · 39

21. 确诊或疑似新型冠状病毒感染患者使用的外来医疗器械
　　处理原则和流程是什么 · 41

四、外来医疗器械检查、保养、包装 · 43

　1. 什么是检查？什么是包装？什么是检查包装及
　　灭菌区 · 43

　2. 检查包装及灭菌区环境条件有哪些要求 · 43

　3. 若在实际操作中发现外来医疗器械清洗不干净如何进行
　　处理？主要从哪些方面进行原因分析 · 44

　4. 外来医疗器械包装时工作人员着装的要求有哪些 · 45

　5. 外来医疗器械包装前质量检查的原则及方法有哪些 · 45

　6. 如何做好外来医疗器械的功能检查 · 46

　7. 如何做好外来医疗器械中动力工具的功能检查 · 48

　8. 外来医疗器械包装的原则及方法有哪些 · 49

　9. 外来医疗器械包装过程中如何做好精密器械的保护 · 49

10. 外来医疗器械对包装材料的要求有哪些？各种包装材料
　　的优缺点是什么 · 49

11. 外来医疗器械新包装材料如何验证该材料满足与灭菌
　　过程的适应性要求 · 51

12. 外来医疗器械包装材料的无菌屏障系统要求是什么 · 52

13. 外来医疗器械压力蒸汽灭菌包装材料应具备哪些

特性 · 52

14. 外来医疗器械包装时装配的依据是什么 · 53

15. 如何做好外来医疗器械中细小螺钉、精密器械的核对及
    装配问题 · 53

16. 外来医疗器械包装时如何做好双人核对以减少错误的
    发生 · 54

17. 针对不同的材质、重量的外来医疗器械包如何放置包内
    化学指示卡 · 55

18. 如何进行外来医疗器械检查与保养？保养原则有
    哪些 · 56

五、外来医疗器械清洗效果质量监测 · 58

1. 什么是清洗效果质量 · 58

2. WS 310 - 2016《消毒供应中心》对清洗效果质量监测的
   要求是什么 · 58

3. 监测外来医疗器械清洗效果质量常用的方法有哪些 · 59

4. 外来医疗器械目测法监测内容及其操作使用方法 · 60

5. 外来医疗器械清洗质量目测标准是什么 · 60

6. 外来医疗器械带光源放大镜法监测内容及其操作使用
   方法 · 61

7. 外来医疗器械 ATP 生物荧光测试法工作原理及其操作
   使用方法 · 61

8. 外来医疗器械潜血实验测试法工作原理及其操作使用
   方法 · 62

9. 外来医疗器械残留蛋白测试法工作原理及其操作使用
   方法 · 63

10. 外来医疗器械细菌培养技术测试法工作原理及其操作
使用方法 · 65

11. 如何提高外来医疗器械清洗效果质量 · 67

12. 首次接收外来医疗器械时如何进行清洗消毒效果
测试 · 68

13. 外来医疗器械清洗质量不达标表现有哪些？如何进行
处置 · 68

14. 清洗外来医疗器械清洗消毒器定期监测的要求是
什么 · 69

15. 外来医疗器械清洗质量日常监测的内容有哪些 · 70

16. 外来医疗器械清洗质量日常监测的内容与要求有
哪些 · 71

六、外来医疗器械灭菌及灭菌质量监测 · 72

1. WS 310 - 2016 中有关灭菌质量监测的要求有哪些 · 72

2. 消毒供应中心外来医疗器械灭菌的方法有哪些？原理是
什么 · 72

3. 外来医疗器械压力蒸汽灭菌前安全检查内容有哪些 · 73

4. 外来医疗器械灭菌的操作原则是什么 · 74

5. 外来医疗器械的灭菌标识应包含哪些内容 · 74

6. 外来医疗器械商提供的灭菌说明书应包含哪些内容 · 75

7. 外来医疗器械首次接收应该怎样做好灭菌验证 · 75

8. 外来医疗器械灭菌程序与普通手术器械灭菌程序有哪些
不同之处 · 76

9. 外来医疗器械灭菌装载的原则是什么 · 76

10. 外来医疗器械灭菌测试包应该怎样放置 · 76

11. 外来医疗器械为什么要做生物培养 · 77

12. 外来医疗器械生物监测有哪些原则 · 77

13. 外来医疗器械生物监测试剂该如何操作 · 78

14. 外来医疗器械灭菌时应检查哪些方面 · 78

15. 如何判断外来医疗器械包是否发生湿包 · 79

16. 外来医疗器械灭菌后发现湿包后该怎样处理 · 80

17. 如何减少外来医疗器械湿包现象的发生 · 80

18. 停水、停电、停蒸汽等应急状态时如何处理外来医疗
    器械 · 81

19. 外来医疗器械灭菌结束后卸载的流程是什么 · 83

20. 针对超大、超重的外来医疗器械包应怎样灭菌 · 83

21. 外来医疗器械生物监测不合格应怎样处理 · 84

22. 外来医疗器械化学监测不合格应怎样处理 · 84

23. 外来医疗器械物理监测不合格应怎样处理 · 84

24. 外来医疗器械的灭菌质量控制应记录哪些内容 · 84

25. 外来医疗器械在灭菌过程中出现灭菌失败该怎样
    处理 · 85

七、外来医疗器械储存、发放 · 86

1. 什么是无菌物品存放区 · 86

2. 无菌物品存放区环境要求是什么 · 86

3. 影响无菌物品发放质量的因素是什么 · 86

4. 灭菌后的外来医疗器械储存有效期是多久 · 86

5. 外来医疗器械无菌物品储存原则有哪些 · 87

6. 外来医疗器械无菌物品发放的原则有哪些 · 87

7. 外来医疗器械使用完是否可以由厂家从手术室直接拿走？

原因是什么 · 87

8. 如何处置发放出去的不合格外来医疗器械灭菌包 · 88

9. 外来医疗器械灭菌监测合格的确认与放行的标准是
什么 · 89

10. 加急灭菌的外来医疗器械放行的标准是什么 · 89

11. 外来医疗器械的储存要求是什么 · 90

12. 外来医疗器械发放注意事项有哪些 · 90

13. 外来医疗器械发放记录表包括哪些内容 · 90

14. 如何对外来医疗器械进行发放 · 91

八、外来医疗器械转运 · 92

1. 何为外来医疗器械转运 · 92

2. 转运外来医疗器械的原则是什么 · 92

3. 转运人员与手术室工作人员交接外来医疗器械应包含哪些
内容 · 92

4. 转运外来医疗器械的转运车辆要求有哪些 · 93

5. 如何处理转运外来医疗器械无菌物品车辆器具 · 93

九、外来医疗器械相关表单和工作流程 · 94

（一）工作区域外来医疗器械相关附表 · 94

（二）外来医疗器械相关流程图 · 117

附　WS 310 - 2016 医院消毒供应中心三大规范 · 123

第 1 部分：管理规范 · 123

第 2 部分：清洗消毒及灭菌技术操作规范 · 137

第 3 部分：清洗消毒及灭菌效果监测标准 · 154

外来医疗器械基本知识及概况

1. 什么是消毒供应中心

答：医院消毒供应中心（central sterile supply department，CSSD）是医院内承担各科室所有重复使用诊疗器械、器具和物品清洗、消毒、灭菌以及无菌物品供应的部门。即满足科室需要，具备针对手术器械、诊疗护理器械、器具和物品各自不同特性进行正确处理的技术能力，同时，还能根据临床诊疗技术的发展和所用器械、器具与物品的变化，迅速提高 CSSD 的管理与技术水平，以适应医院感染预防与控制不断面临的新挑战，保证在处理重复使用的诊疗器械、器具和物品的每个工作环节中，达到清洁、消毒和灭菌的质量标准。

2. 什么是消毒供应中心集中管理

答：CSSD 面积满足需求，重复使用的诊疗器械、器具和物品回收至 CSSD 集中进行清洗、消毒和（或）灭菌的管理方式；如院区分散、CSSD 分别设置，或现有 CSSD 面积受限，已在手术室设置清洗消毒区域的医院，其清洗、消毒和（或）灭菌工作集中由 CSSD 统一管理，依据 WS 310.1 - WS 310.3 进行规范处置的也属集中管理。应采取集中管理的方式，所有需要消毒或灭菌后重复使用的诊疗器械、器具和物品由 CSSD 负责回收、清洗、消毒、灭菌和供应;内镜、口腔器械的清洗消毒,可以依据国家相关标准进行处理,也可集中由 CSSD 统一清洗、消毒和(或)灭菌。

3. 什么是清洗、消毒、灭菌

答:(1)清洗(cleaning):去除医疗器械、器具和物品上污物的全过程,流程包括冲洗、洗涤、漂洗和终末漂洗。

1)清洗方法包括机械清洗、手工清洗。

2)机械清洗适用于大部分常规器械的清洗。手工清洗适用于精密、复杂器械的清洗和有机物污染较重器械的初步处理。

3)清洗步骤包括冲洗、洗涤、漂洗、终末漂洗。清洗操作及注意事项应符合附录 B 的要求。

4)精密器械的清洗,应遵循生产厂家提供的使用说明或指导手册。

(2)消毒(disinfection):清除或杀灭传播媒介上的病原微生物,使其达到无害化的处理。

1)清洗后的器械、器具和物品应进行消毒处理。方法首选机械湿热消毒,也可采用 75% 乙醇、酸性氧化电位水或其他消毒剂进行消毒。

2)湿热消毒应采用经纯化的水,电导率 ≤ 15 μS/cm(25 ℃)。

3)湿热消毒方法的温度、时间应符合 WS 310 - 2016 的要求。消毒后直接使用的诊疗器械、器具和物品,湿热消毒温度应 ≥ 90 ℃,时间 ≥ 5 分钟,或 A_0 值 ≥ 3 000;消毒后继续灭菌处理的,其湿热消毒温度应 ≥ 90 ℃,时间 ≥ 1 分钟,或 A_0 值 ≥ 600。

(3)灭菌(sterilization):杀灭或清除医疗器械、器具和物品上一切微生物的处理。消毒供应中心常用的灭菌方法主要有压力蒸汽灭菌、环氧乙烷灭菌、过氧化氢低温等离子灭菌、干热灭菌、低温甲醛蒸汽灭菌等方式。

4. 什么是外来医疗器械

答：外来医疗器械（loaner），是由器械供应商租借给医院的可重复使用的，主要用于与植入物相关手术的器械。

5. 什么是植入物

答：植入物（implant），放置于外科操作形成的或者生理存在的体腔中，留存时间为 30 天或以上的可植入性医疗器械。

6. 外来医疗器械可以分为几类

答：①实心类：器械为实心结构，根据表面光滑度可分为表面光滑类和表面不光滑类。②孔隙类：器械表面有孔洞、凹槽、缝隙、卡槽等结构，根据孔隙结构可分为孔洞类和缝隙类。③管腔类：器械有中空管腔，根据管腔结构可分为双侧开口类和单侧开口类。根据表面结构还可分为光滑和带螺纹类。④关节滑动类。⑤锉刀类：属于锐利器械，接触而锋利，主要用于锉削、磨平骨骼或扩大髓腔，常用的锉刀类型包括有孔锉刀、无孔锉刀及可弯曲锉刀。⑥钻头类：属于锐利器械，钻尖较锋利，钻体有螺旋式钻纹，主要用于骨骼的钻孔或者扩张，可分为空心钻头和实心钻头。⑦连接手柄类。⑧试模类等。

7. 外来医疗器械具有哪些特点

答：①价格昂贵、针对性强、精密度高、更新快；②种类繁多、结构复杂、清洗难度大、专业性强；③外来医疗器械过大、过重，超过了规范要求的体积和重量标准；④在普通手术器械基础上增加局部专项操作器械；⑤外来医疗器械多为租用或借用，医院不作常规配备，医院临时租用；⑥全省市或全国流动循环、存在感染风险及医疗安全隐患。

8. 常见的植入物类型有哪些

答：按科室分类主要有：①骨科：人工关节假体、骨髓泥、髓内针、记忆合金环抱器、钢板、椎弓固定系统、固定支架等；②胸心外科：心脏瓣膜、切割吻合器、人造血管等；③普外科：肠吻合器、疝气补片、钉匣等；④泌尿外科："J"管、各类补片等；⑤脑外科：钛夹、钛网、各类引流管等。

9. 植入物具有哪些特点

答：植入物具有价值昂贵，同时具有高风险的特点，主要是外科伤口感染（surgical site infection，SSI）的风险。

10. 外来医疗器械中动力工具可以分为哪几类？各有哪些特点

答：动力工具即以电或惰性气体为动力，通过能量传动机制将电能或气能转化为机械能的一种机械化驱动工具。

（1）根据动力驱动不同，可分为电动式驱动和气动式驱动。

1）电动式驱动：可分为充电电池型（直流电）和交流电。①充电电池动力工具：由动力手机、电池组成，具有使用方便、体积小、不易污染、速度恒定、容易清洗等特点；缺点是电池寿命短，运转速度慢，手术中易断电，电池不可用压力蒸汽灭菌。灭菌方式：选择低温灭菌。②交流电源动力工具：由动力手机、电源连线组成，具有电源稳定、动力充足、无级变速灭菌方便等特点。

2）气动式驱动：由动力手机、连接导线及惰性气体的设备组成，一半多采用氮气等惰性气体作为动力来源，具有调节稳定操作精细、灭菌简便、组合多样等特点。

（2）根据功能可分为以下 4 种。

1）动力钻：用于骨骼钻孔或扩孔的动力工具，常用的有钻、锉、丝锥、螺丝刀头等动力配件。

2）动力锯：用于骨骼切割或断离的动力工具，根据锯片作用方式可分为摆动锯、往复锯等。

3）动力磨：用于骨骼打磨或抛光的动力工具，根据配件结构可分为角度接口、直行接口、高扭力反角接口、高速接口等。

4）动力刨削：用于组织切割或打磨的动力工具，一般多用于关节内镜检查手术。

11. 外来医疗器械目前在医院使用的现状如何

答：近年来，随着整形、移植、置换等医学诊疗技术的快速发展，医院使用外来医疗器械的种类和数量迅速增加，开展外来医疗器械手术台次最高的是地市级综合医院，其次是地市级骨科专科医院。在外来医疗器械处置方式主要有 CSSD 处置、手术室处置、厂家在 CSSD 处置、厂家在手术室处置、厂家院外处置等，但目前各大省市医院主要是在 CSSD 集中处置。在外来医疗器械制度管理方面，管理制度侧重内容依次为准入、感染风险监控、不良事件的处理、紧急情况下外来医疗器械与植入物使用的规定。

12. 外来医疗器械在消毒供应中心的处理流程是怎样的

答：（1）准备：①工作人员准备：外来医疗器械专岗责任制，专人负责，工作人员必须经过培训后考核通过，方可上岗。②回收工具准备：回收台、清洗水池、清洗剂及清洗设备每日检查呈备用状态，可以正常使用。

（2）回收：所有的外来医疗器械必须提前一天按规定时间经仪器设备科审核后将器械送至消毒供应中心，以保证清洗、消毒、灭菌、生物培养所需要的时间，双方清点核对外来医疗器械公司名称、器械名称、数量、种类及功能完好性，并认真做好交接登记和标识，内容包括日期、送达时间、器械名称、手术名称、主刀医师姓名、责任人（器械商、供应科接收员），双方签字，记录清晰完善。

（3）分类：将已回收的外来医疗器械进行分类处理，不同的手术包分类放置于清洗网篮中，将器械拆卸至最小单位。外来医疗器械尽量单独使用全自动清洗机，与本院器械分开清洗。电动类器械单独分开放置。

（4）清洗：不同器械、物品，根据器械材质及污染程度采用不同的清洗方法。清洗方法分为手工清洗、全自动清洗机清洗和超声清洗机清洗等。首选全自动清洗机清洗。依据厂家提供的清洗说明书进行清洗。能进行机械清洗的器械尽量使用机器清洗，不能进行机械清洗的器械选择手工清洗。

1）机器清洗的处理流程：将器械拆卸至最小单位→浸泡→冲洗→刷洗→漂洗→装载放入清洗机→装载、选择适应的清洗程序→启动清洗机→卸载→检查。

2）手工清洗：拆卸至最小单位→冲洗→超声加酶洗 10 分钟→刷洗→漂洗→终末漂洗→消毒→干燥→检查。

3）电动类器械禁止水洗，可使用纱布去除表面污物，再使用蘸有多酶溶液的纱布擦拭，然后使用湿纱布擦拭干净，最后使用含 75％乙醇的低纤维絮布擦拭。

（5）检查与保养：清洗质量效果检查，手工清洗器械后，检查血迹、锈迹及污垢等是否被冲洗干净；清洗消毒器清洗物品时，查对器械装载是否合理和程序选择是否正确。例如，器械轴节是否完全打开，器械高度是否高于旋转臂，所有器械的表面均能被水冲洗等。定期使用 ATP 荧光测试仪测试清洗质量。应使用喷洒的器械包装专用油或配比 1∶200 的器械润滑油进行器械保养，以确保灵活度。

（6）包装：负责核对器械的数量、质量的检查，根据器械单配置，普通器械单独包装，包内化学指示物正确摆放，确认合格后进行包装，选择合适的包装材料进行包装，外来医疗器械通常使用闭合式包装。一般外来医疗器械多为骨科器械，包装时注意器械包不可过大、过重，以免导致灭菌后发生湿包现象。

（7）灭菌：根据厂家提供建议或说明书，选择灭菌方式，并根据灭菌包选择合适的程序，外来医疗器械应首先使用压力蒸汽灭菌。

（8）储存与发放：压力蒸汽灭菌需冷却 30 分钟后方可发放。

（9）追溯及召回：一旦灭菌失败，应立即停止使用该灭菌器，并马上确认该灭菌器锅号及批次所灭菌物品的流向，立即向上级报告，联系灭菌器工程师进行检测维修，确认物品对患者可能造成的伤害程度，并根据物品发放，按召回制度进行处理。

13. 消毒供应中心接收外来医疗器械存在哪些问题

答：（1）外来医疗器械由器械商管理，无制度干预，外来医疗器械代理商缺乏消毒灭菌及医院感染相关知识。

（2）器械更新迅速、价格昂贵，数量少，种类繁多，规格多样，使用范围局限，植入物配套-相互替代难，医院基于成本考虑不作为常规器械备用，采用租借方式临时配送。流动范围大，常在多家医院使用，不能提前将器械送到消毒供应中心，造成没有足够的清洗时间，清洗效果不佳。

（3）器械接收错误——器械商送货员专业背景、同类手术每次器械需求不同。外来医疗器械品种多，结构复杂，非专业人员器械清点识别困难，清洗人员又缺乏正确的拆卸知识，影响清洗效果。

（4）外来医疗器械数量多，常造成超重，超大包，影响灭菌效果。

14. 消毒供应中心集中处理外来医疗器械具有哪些好处

答：①符合 WS 310－2016 对外来医疗器械管理的要求；②医院内部循环，具有完整的追溯信息；③避免器械的丢失；④发现问题可进行及时反馈、沟通、协调；⑤时效性的满足，可较好满足手术时手术器械的及时供应，避免出现供应不及时的现象；⑥专业人专业处理，由 CSSD 专业人员对外来医疗器械进行标准的清洗、包装和灭菌，确保各个环节的质量，确保医疗安全；⑦统一进行清洗消毒灭菌及质量监测，确保外来医疗器械的清洗消毒灭菌质量，从源头控制医院感染的发生。

15. 消毒供应中心集中处理外来医疗器械的难点有哪些？处理方案是什么

答：（1）外来医疗器械集中处理难点

1）供货商送达时间随意，处置保障时间短。器械商采购的器械数量有限，有文献报道，外来医疗器械在医院间使用频率高、流动频繁，导致外来医疗器械像"陀螺"一样在每个医院间流动，从而缺乏足够的处置时间而给质量控制带来更多的隐患。

2）缺乏接收依据，信息记录传递留存不规范或缺乏。有的器械商不能提供器械清单，或送货员没有专业背景，对外来医疗器械不熟悉或不了解交接的要求；CSSD 接收者非专业岗位人员，缺乏相应的专业知识培训，对器械不认识；同类手术不同患者使用的器械也会不同；变更器械商后器械名称也会变更等因素，从而导致器械清点识别困难，器械数量错误。或交接单在区域内传递洁污有交叉而导致信息留存过程中存在感染控制的隐患。

3）器械损坏和不洁的较多。由于器械商采购器械的数量有限,在医院间流动频繁、使用频率高,术后处置不规范,甚至有的器械商在手术结束后只进行简单清洗便自行带走,送往另一家医院,不但带来极大的医院感染风险,同时送达下一家 CSSD 的器械藏污纳垢现象比比皆是;器械长期"如此不堪"地周转,导致器械清洗不彻底,"劳累负重"没有得到养护的器械损坏现象也就越来越多。

(2)外来医疗器械接收处理方案

1)对策方案之送达时间随意性。根据 CSSD 管理规范要求,医院制定外来医疗器械管理规章制度,明确器械供货商、医院相关职能部门、临床科室、手术室、CSSD 对外来医疗器械及植入物在管理、交接和清洗、消毒、灭菌及提前放行过程中各自的责任,从管理层面和技术层面对采购、使用、管理、处置环节进行多部门综合管理,协调配合。并和器械公司制定规范的交接流程,确保 CSSD 有足够的处置时间。

2)对策方案之器械接收依据。临床科室根据手术种类需求由相关职能部门招标确定器械名录,建立供应商目录,设备科或采购部门、财务科、手术室及 CSSD 均进行备案,临床科室使用时在手术通知单注明器械供应商,接收者根据手术通知单再次核对产品方可准入。

3)对策方案之器械正确接收识别。接收外来医疗器械时接收者要进行器械接收清点。①确保器械数量正确、结构完整、配件齐全、清洁;②动力工具要检查充电良好,配件齐全;③植入物清洁完好,数量、品种正确。

4)对策方案之技术层面要求。①掌握外来医疗器械与常规器械区别:常规手术器械(刀、剪、钳、镊、牵开器等)主要用于人体皮肤、肌肉、血管和神经等;外来医疗器械和植入物主要用于人体骨骼手术。掌握外来医疗器械分类特点:从功能及用途的角度有器械工具类、动力工具类、植入物和盛装的容器和托盘等,了解同种手术不同患者使用的器械和种类都有差异。②定期培训：由于外来医疗器械品种繁多、结构复杂、专业性强、更新快、对处理人员要求高，因此定期培训非常必要，可以由器械供货商和手术室专科护士从器械结构、材质、特性、用途、维护及保养等方面提供再处理培训。设置专人专岗负责制。最好有两人专岗，保证有人替班，确保接收的正确性。外来医疗器械供货商提供规范的器械配置清单，便于清点交接，对成套和单个的器械拍摄图谱，便于接收识别。

5）对策方案之器械损坏和不洁的较多。制订科室接收外来医疗器械相关制度、器械清单、器械图谱等内容，工作人员按照制订的相应内容逐一核查接收，为保证足够的处理时间，要求其择期手术最晚应于术前日 15 时前将器械送达消毒供应中心，急诊手术随时送达。所有接收的外来医疗器械必须进行重新清洗消毒后方可进入检查包装环节，并且利用追溯系统的闭环管理，要求每包使用后的外来医疗器械必须经再次回收清洗消毒后方可归还器械供应商，并有相应的记录。

6）对策方案之记录信息留存。在信息追溯系统中记录外来医疗器械处理的全过程：包括接收、清洗、包装、灭菌、发放，特别强调使用后回收、清洗闭环流程。信息追溯可规避因信息记录不规范、不可留存或不规范的信息传递造成区域间感染控制隐患。

二
外来医疗器械管理制度

1. WS 310 - 2016《消毒供应中心》对外来医疗器械具体的管理要求是什么

答：（1）应以制度明确相关职能部门、临床科室、手术室、消毒供应中心在植入物与外来医疗器械的管理、交接和清洗消毒、灭菌及提前放行过程中的责任。

（2）使用前应由本院消毒供应中心按照 WS 310.1 - 2016 4.1.6～4.1.8 的要求制定相关制度和协议；遵照 WS 310.2 - 2016 和 WS 310.3 - 2016 的规定清洗、消毒、灭菌与监测；使用后的外来医疗器械应经消毒供应中心清洗、消毒后方可交还。

（3）与外来医疗器械供应商签订协议，要求其做到以下几点。

1）提供植入物与外来医疗器械的说明书（内容包括清洗、消毒、包装、灭菌方法与参数）。

2）保证足够的处置时间，择期手术最晚应于手术前一日 15 时前将器械送达消毒供应中心。急诊手术应及时送达。

3）加强对 CSSD 人员关于植入物与外来医疗器械处置的培训。

2. 简述外来医疗器械管理制度

答：（1）进入医院的外来医疗器械必须由设备科验证具备

各项合格资质证件,经设备部门批准,方可进入使用。

(2)外来医疗器械必须经过医院严格监控,仪器设备科或采购中心应查看有关资料并审核,符合《医疗器械监督管理条例》第26条规定:医疗器械经营企业和医疗机构应当从取得《医疗器械生产企业许可证》的生产企业或者取得《医疗器械经营企业许可证》的经营企业购进合格的医疗器械,并验明产品合格证明。医疗机构不得使用未经注册、无合格证明、过期、失效或者淘汰的医疗器械。

(3)所有的植入物必须是经过国家批准的,同时具备法人营业执照、医疗器械生产企业生产许可证、产品注册证、税务登记证,向医院提供外来医疗植入物器械的清洗、消毒、灭菌方式方法的标准性文件或说明书。

(4)为确保外来医疗器械植入物的灭菌质量,预防医院感染的发生,所有的外来医疗器械必须提前一天按规定时间经仪器设备科审核后将器械送至消毒供应中心,以保证清洗、消毒、灭菌、生物培养所需要的时间,双方清点核对外来医疗器械公司名称、器械名称、数量、种类及功能完好性,并认真做好交接登记和标识,内容包括日期、送达时间、器械名称、手术名称、主刀医师姓名、责任人(器械商、供应科接收员),双方签字,记录清晰完善。对于生锈或缺损等不合格器械不予清洗和消毒灭菌,严禁使用,确保使用的准确性,做好追溯,建立规范的操作流程,质量控制和追溯机制,发现问题立即启动召回流程。

(5)所有器械统一由消毒供应中心按规范要求来进行清洗、消毒、灭菌后方可使用,使用后经手术室预处理及时送回消毒供应中心,清洗消毒后方可交予器械商,双方清点无误后签名。

(6)清洗前清点、核对所有外来医疗器械,拆卸至最小单位后清洗,精密、细小器械放入密网小筐,锐利器械做好保护措施,器械多应分筐清洗。

（7）严格按照要求核对包装，放置第五类化学指示物监测，超重组合式外来医疗器械，由供应商提供灭菌参数。配包时，重器械在上，轻器械在下，并用吸水纸隔开，不要遗漏和丢失任何外来医疗器械。

（8）包外贴器械包标识和化学指示胶带，标识字迹清晰，项目齐全：注明外来医疗器械包名称、灭菌器编号、灭菌日期、失效日期、包装者及核对者等，标识具有可追溯性。

（9）植入性器械必须每批次进行生物监测，生物监测结果阴性方可放行使用。紧急情况下灭菌植入物时在生物 PCD 中放入第五类化学指示物，第五类化学指示物合格可作为提前发放标准，生物监测结果阅读后质量监测人员及时记录并通知相关使用部门。

（10）消毒供应中心人员有权拒绝接受不合格的器械及不规范的包装容器。

3. 简述植入物管理制度

答：（1）为了加强对植入性医疗器械的监督管理，保障人民群众身体健康和使用医疗器械安全，根据《医疗器械监督管理条例》等法规，制定相关制度。

（2）该制度所指植入性医疗器械是指任何借助外科手术，器械全部或者部分进入人体或自然腔道中，在手术过程结束后长期留在体内，或者留在体内至少 30 天的医疗器械。

（3）凡在当地行政区域内从事植入性医疗器械使用的医疗机构，均应遵守相关制度。

（4）食品药品监督管理部门、卫生行政部门应当依照相关法规和制度的规定，加强对植入性医疗器械使用的监督检查。

（5）医疗机构使用植入性医疗器械应当与卫生行政部门核发

的《医疗机构执业许可证》核准登记的诊疗科目相一致。

（6）医疗机构应建立由医务、院内感染、器械、护理等部门专家组成的植入性医疗器械使用管理机构，定期开展植入性医疗器械使用的分析评价，定期开展相关医务人员植入性医疗器械使用相关知识的培训教育，定期公布全院及相关科室植入性医疗器械使用情况。

（7）医疗机构应设立或指定专门部门负责所有植入性医疗器械的采购。

（8）医疗机构负责植入性医疗器械采购、验收、保管、使用的人员应经食品药品监督管理部门培训，熟悉医疗器械监管法律法规，了解植入性医疗器械使用和管理常识。

（9）医疗机构应建立植入性医疗器械采购、验收、入库、储存、出库、使用、用户登记、销毁、不合格产品处理、不良事件报告等管理制度，必要时还须索取相关植入性医疗器械现行有效的产品标准[索取留存的资质证明属复印件的，资质证明均应加盖供货方单位印章。销售人员委托授权书应为委托企业法定代表人签署（签名），载明授权销售的品种、地域、期限，注明销售人员的身份证号码，并加盖委托企业印章]。

（10）进入医疗机构的植入性医疗器械必须附有产品原出厂包装以及生产厂家或进口总代理商出具的中文说明书、合格证、包装标识。说明书、标签、包装标识的内容应当符合国家药品监督管理局《医疗器械说明书、标签和包装标识管理规定》的要求。

（11）医疗机构应翔实记录并妥善保存植入性医疗器械从购进至使用各环节的情况和信息。购进、验收、保管、复核、领用等记录应保存至超过产品有效期，永久性植入的产品的记录应永久保存，确保使用植入性医疗器械可全程追溯。

（12）植入性医疗器械验收合格后方可入库使用。验收内容为：销售发票、销售凭证上的供货单位应与资质证明相一致；产品包装、说明书、标签、合格证应与销售凭证、销售发票标明的产品信息相一致；《医疗器械注册证》及其附件的信息应与产品实物相一致。

（13）医疗机构应根据临床使用需要储备必要的植入性医疗器械，实行专人保管，统一管理。储存的植入性医疗器械应当按产品储存条件，分类存放，明确标识，做好保管养护。

（14）使用植入性医疗器械应当由临床使用科室向仓库领取。仓库保管和科室领取人员应当进行出库复核和核对。确需临床科室暂存使用的植入性医疗器械，可以由临床科室向仓库领取后专柜暂存，但要做好相关记录。

（15）临床科室领取后未使用的产品须连同原出厂包装返还仓库，验收合格后重新入库或做退货处理。无菌包装的植入性医疗器械包装破损或超过灭菌有效期的，不得重新验收、入库和使用。

（16）医疗机构要合理、正确使用植入性医疗器械，建立植入性医疗器械临床使用事先告知制度。植入性医疗器械使用之前应当将患者的病情、医疗方案、医疗风险、应对措施、可供选择的植入性医疗器械的种类、产品名称、生产单位、收费标准等告知患者，经患者或其家属签署知情同意书后方可使用，切实尊重和保障患者的自主选择权和医疗权益。

（17）医疗机构在植入性医疗器械临床使用过程中发现与产品包装、合格证、标签注明的产品信息不一致的，应立即停止使用。

（18）植入性医疗器械使用记录应当与病历一同保存。植入性医疗器械使用记录不得由非临床使用的医务人员代为填写。相关记录应当在植入性医疗器械采购部门、手术室各保留 1 份备查。

（19）医疗机构使用植入性医疗器械的每个产品都必须在手术相关记录中加贴由生产厂家或进口总代理商出具的该产品的合格证、标签。

4. 外来医疗器械招标准入制度是什么

答：外来医疗器械必须经过医院严格监控，仪器设备科或采购中心查看有关资料并审核，符合《医疗器械监督管理条例》第26条规定：医疗器械经营企业和医疗机构应当取得《医疗器械生产企业许可证》的生产企业或者取得《医疗器械经营企业许可证》的经营企业购进合格的医疗器械，并验明产品合格证明。医疗机构不得使用未经注册、无合格证明、过期、失效或者淘汰的医疗器械。所有的植入物必须是经过国家批准的，同时具备法人营业执照、医疗器械生产企业生产许可证、产品注册证、税务登记证，向医院提供外来植入物器械的清洗、消毒、灭菌方式方法的标准性文件或说明书。

5. 如何对外来医疗器械岗位的工作人员进行培训

答：培训外来医疗器械的工作人员时首先要综合分析该人员的整体素质，根据分析的实际情况计划进行阶梯性培训计划。总体可分为四个阶段：启蒙阶段、基础训练阶段、强化训练阶段和全面掌握提高阶段。

启蒙阶段主要是了解医院及消毒供应中心的概况，适应消毒供应中心的工作气氛，初步了解自己即将工作岗位的特点。

基础训练阶段主要分为两个部分：一是对外来医疗器械的名称掌握和清洗的步骤方法；二是掌握仪器设备的使用。该阶段需要选择优秀的带教教员，手把手带教。

强化训练阶段主要是在掌握外来医疗器械名称的基础上加

强对其器械的结构掌握及使用方法的了解，以及外来医疗器械的处理流程。该阶段需要带教教员做到放手不放眼。

全面掌握提高阶段主要是可以独立担任外来医疗器械任何一个岗位，并且可以参与到值班。

6. 设置外来医疗器械岗位时，考虑因素有哪些？难点在哪里

答：设置外来医疗器械岗位时需考虑以下几点。

（1）CSSD应该独立设立外来医疗器械与植入物的操作岗位。

（2）实行专人专岗负责，人员应相对固定。

（3）本岗人员数量应符合该院的每天手术量、外来医疗器械的使用量、使用频次。

（4）本岗人员还应具备较强的责任心、慎独精神、良好的沟通能力并且经过外来医疗器械和植入物的处置培训。

岗位设置管理主要难点：由于各病种间手术方式的不同，医师手法也存在差异，故每台手术结束时间无法统一，这会造成外来医疗器械回收时间无法固定。因此在岗位设置时首先需要评估医院的手术量，根据手术量来安排工作人员的数量；其次，还需要综合调研评估手术室手术结束时间，根据手术结束时间来确定工作人员的上班班次及时间点，避免人力资源浪费。

7. 外来医疗器械工作人员排班如何进行

答：外来医疗器械工作人员的排班需要结合该院外来医疗器械的回收时间点来安排，如果外来医疗器械回收时间相对较晚，可以适当给予安排晚上值班。

（1）遵循一切为临床服务的宗旨：实行24小时值班制，合理安排外来医疗器械组各班次的人力衔接，采用弹性排班。

（2）排班时还需按照各岗位需求及人员的特长做好搭配，避免影响工作的正常开展。

（3）每日评估外来医疗器械手术量，根据手术量做好人员安排，做到忙时人不少，闲时人不多。

（4）遇突发事件，外来医疗器械数量大时，需要临时调配人员，外来医疗器械组长可以根据实际需要进行人员调配。

（5）排班前要根据工作人员休假要求，在顺利完成任务的基础上尽量满足工作人员的要求，使工作人员能劳逸结合，迅速恢复体力，上班后能更高效地完成各项工作。

8. 对处理外来医疗器械的工作人员的能力从哪些方面进行评估

答：对处理外来医疗器械的工作人员的能力应从以下几个方面评估：

（1）是否具有较强的责任心，具有较为扎实的消毒供应专业知识。

（2）是否具有慎独精神。

（3）是否具有良好的沟通能力。

（4）是否经过外来医疗器械处置的培训，掌握外来医疗器械专业知识。

（5）是否经过科室考核合格后上岗。

9. 接收外来医疗器械时需要遵循什么原则

答：（1）接收的外来医疗器械必须经仪器设备审核过。

（2）接收的外来医疗器械必须是根据产品说明书在该院做过首次检测。

（3）商家送来的外来医疗器械必须是清洗、消毒后的，无血渍残留。

（4）每包外来医疗器械工具均需要和送货人员当面清点核实。

（5）接收的外来医疗器械必须按照产品说明书进行清洗、消毒、灭菌。

10. 接收外来医疗器械的注意事项有哪些

答：（1）不接收有污渍血渍的外来医疗器械、植入物、动力工具及器械盒。

（2）不接收功能不完整的外来医疗器械、植入物及动力工具。

（3）外来医疗器械必须匹配合适的器械盒，器械盒的长、宽、高不宜超过清洗消毒器清洗架的相关要求。

（4）植入物螺丝、螺帽必须相匹配，钢板无破损。

（5）接收人员必须与送货员当面清点、核查，准确无误后，送货员方可签字离开。

11. 接收外来医疗器械的急件处理原则是什么

答：急诊手术外来医疗器械处理流程如下：

（1）使用无菌间备用包

1）由医师决定使用哪家外来医疗器械厂商，并且通知该商家。

2）外来医疗器械商家和手术器械转运人员共同带着医师开具的急诊手术通知单至消毒供应中心确认需要领取的外来医疗器械包。

3）由消毒供应中心发放后交由手术器械转运人员转运至手术室。

4）手术室使用后转运至消毒供应中心进行清洗、消毒、包装、灭菌、存放,等待下次的使用。

(2)使用流转器械包

1)由医师决定使用哪家外来医疗器械厂商,并且通知该商家。

2)外来医疗器械商家携带器械和急诊手术通知单至消毒供应中心,和消毒供应中心外来医疗器械专管人员做好清点、交接。

3)消毒供应中心外来医疗器械专管人员以优先处理流程对之进行清洗、包装、灭菌。

4)灭菌后可根据实际情况决定是否需要提前放行。

5)如果以第五类爬行卡提前放行,需做好相应的记录,并且结果出来后要及时通知使用医师。

12. 外来医疗器械使用完需要做预处理吗?应该怎么做

答:外来医疗器械使用完需要做预处理。

手术器械使用后在手术室去污区进行初步处置,首先把可拆卸的外来医疗器械进行拆卸,流动水下冲洗,去除表面血迹及污迹,把外来医疗器械上的血渍进行初步的冲洗或是擦拭,清除残留的骨屑及组织,放入专用器械回收箱内,喷保湿预处理剂,通知消毒供应中心回收。

13. 如何利用追溯系统对外来医疗器械做好管理制度及相应的流程

答:(1)追溯:就是针对灭菌包灭菌周期中的所有要素变化进行记录。对于外来医疗器械包的清洗消毒—包装—灭菌—发放—患者使用—回收—再进行清洗、消毒的闭环管理。《医院消毒供应中心管理规范》WS 310.1－2016明确规定:消毒供应中心应建立植入物与外来医疗器械专岗负责制,人员应相对固定。应

建立质量管理追溯制度,完善质量控制过程的相关记录。系统:
对于系统,最基本要求就是达到可追溯,通过电脑系统的权限控
制、流程控制,可使人为介入的质量得以保证。如专人专岗(权限
分配)、专人专责(扫描工牌方式)。WS 310.1-2016 医院消毒供
应中心第 1 部分:管理规范　附录 A CSSD 信息系统基本功能要
求,包括管理功能和质量追溯功能。切实可行的落实国家规范要
求、医院管理需要,以保障患者医疗安全。

(2)流程:按回收、清洗、消毒、灭菌、储存、发放流程进行外
来医疗器械进行信息的扫描录入。

14. 简述外来医疗器械工作人员管理制度

答:(1)消毒供应中心工作人员必须严格执行工作规范流
程,遵守岗位职责,掌握有关消毒隔离制度及消毒灭菌知识。

(2)工作人员必须熟悉各类器械与物品的性能、用途、清洗、
消毒、保养、包装和灭菌方法,严格执行各类物品的处理流程,保
证各类器材、物品完整,性能良好。

(3)分工明确,相互协作,当日工作当日完成,共同完成各项
任务,做好相关统计工作。

(4)各区域人员相对固定,以严肃认真的态度遵守标准防护
原则,认真执行规章制度和技术操作流程,有效防范工作缺陷和
安全事故的发生。

(5)树立职业防护意识,做好个人防护,确保职业安全。

(6)工作过程做到主动热情、文明用语、优质服务,加强与服
务对象的沟通,定期收集意见、建议,不断改进工作。

15. 外来医疗器械岗位带教内容及方式有哪些

答:WS 310 系列标准要求:CSSD 必须设置负责清洗和灭

菌外来医疗器械和植入物的专岗人员;首次在医院使用的器械,供应商必须在送达时提供厂家培训,确保 CSSD 能规范处置。CSSD 外来医疗器械岗位工作人员应经过专业的岗位培训,持证上岗,具备医院感染预防控制、职业安全防护知识及物品清洗、消毒、灭菌知识和技能;掌握相关清洗、消毒、灭菌设备的操作规范,工作人员按要求穿戴防护用品。压力蒸汽灭菌器操作人员还必须取得质量监督部门颁发的《中华人民共和国特种设备作业人员证》。外来医疗器械小组培训采用一对一带教、请专业人员集中授课、小组定期讨论等方式,最终检查考核理论和操作技能,合格后上岗。

16. 简述外来医疗器械安全管理制度

答:(1)科室成立质量与安全管理小组,建立科室安全管理制度,建立外来医疗器械技术操作规范,防止差错事故的发生。

(2)建立制度健全如停气、停电、失火、设备故障等各类突发事件的应急预案,定期培训,工作人员必须熟练掌握各类预案。

(3)外来医疗器械岗位工作人员应认真履行工作职责,严格遵守操作规范,执行交接查对制度,防止差错事故及交叉感染发生。

(4)加强公共区域设施的管理,注意门、窗、水、电的安全;消防通道保持通畅;室内严禁吸烟,禁止放置易燃、易爆物品,禁止使用明火;禁止带入食品或在室内进食;消防设施标志明显无遮挡,定期检查,保证完好。

(5)清洗、灭菌设备仪器管理参见《消毒供应中心仪器设备的管理、保养及维修制度》。

(6)按要求做好个人防护,避免发生职业暴露。

(7)严格落实消毒隔离制度,参见《消毒供应中心消毒隔离制度》。

（8）科室定期召开会议反馈工作质量与安全存在的问题并持续改进，遇到紧急问题随时召开会议。

17. 简述外来医疗器械交接管理制度

答：外来医疗器械的交接分为首次交接和常规交接。

（1）首次交接：应确认是医院审批准入的厂家；建立厂家与使用医师的联系信息；让器械商提供外来医疗器械及植入物说明书；遵循器械说明书对外来医疗器械做首次接收测试；测试结果记录信息管理系统存档备案。

（2）常规交接：外来医疗器械全流程的信息录入系统，包括接收清点、器械分类、清洗消毒、干燥、检查保养、包装、灭菌；专岗操作人员全流程信息录入系统，包括人员、灭菌器、灭菌器次数、时间、选择的程序。

18. 简述外来医疗器械转运管理制度

答：（1）外来医疗器械使用后转运应使用专用污车运送。专用运输工具应根据污染情况定期清洗消毒；运输工具运送感染性医疗器械后应一用一清洗一消毒，消毒方法参照 WS/T 367 执行。

（2）外来医疗器械应配置运送使用前、后医疗器械专用车辆和容器（清洁车和污车），采取封闭方式运送，不应与非医疗器械混装混运；对运送车辆和容器的清洗消毒按相关要求执行。

（3）外来医疗器械重量大，应轻拿轻放，防止转运过程中器械包的破损。

（4）无菌物品与污染物品要分车、分人、分路线。

（5）转运车使用结束后分别停放，并作好清洁消毒工作。

（6）运送工作要求合理有序，物品运送临床科室后与接收人员核对，并请接收者在交接单上签名。

19. 简述外来医疗器械沟通协调管理制度

答：（1）加强与职能部门的联系，加强设备、水、电管道维护及定期检查工作，保证 CSSD 工作的正常运行。

（2）与手术科室建立多种信息沟通渠道，如口头、电话、书面、电子邮件、微信、现场直接沟通，了解他们的需求，及时反馈临床科室对无菌物品提出的相关问题，及时进行调查分析、改进和落实，不断吸取手术科室的建议和意见，为手术提供更加优质的服务。具体措施如下：

1）公开科主任 24 小时电话，临床科室有问题也可以随时打电话到 CSSD 或科室主任，及时解决问题和困难。

2）科主任或护士长每月深入临床科室征求意见一次。

3）下收、下送时面对面直接沟通。

4）实行首问负责制、首听负责制、首接负责制。

5）实行岗位负责制及处理问题时效制管理。

6）实行责任制管理，建立定期到临床巡访制度，每个工作人员明确自己管辖的临床科室，责任组长每月至自己管辖的临床科室进行沟通，及时了解需求，掌握各专科专业特点，包括专科器械种类、器械周转、使用注意事项、保养要求、运输注意事项等特点，掌握工作质量及需要改进项目，并根据需要对器械组合方式、包装方法进行改进，及时向科主任汇报，在科内进行分析、整改，提供优质服务。

7）CSSD 通过微信或护理部例会及时发送工作内容及温馨提示，还可以通过护理部邮箱发送与各个科室有关的 CSSD 服务项目等相关内容，同时制作 CSSD 服务指南，发放到临床科室。

8) 临床科室对 CSSD 有好的建议及意见可以通过电子邮件发送至 CSSD 公共邮箱。

（3）科主任或护士长要掌握下收、下送情况及服务态度、服务质量情况，有问题及时下临床科室掌握第一手资料，以便及时调整，改进工作。

（4）每月召开质量反馈、整改会议，将所收集临床科室的建议及意见进行分析整改，措施跟进。

20. 简述外来医疗器械感染控制管理制度

答：（1）消毒供应中心应设在周围环境清洁、无污染源、邻近手术室和临床科室，通风采光良好，相对独立的区域。

（2）室内布局合理，分为辅助区域和工作区域。工作区域包括去污区、检查包装及灭菌区和无菌物品存放区，区域间有实际屏障，并分别设置人员出入的缓冲间。工作区域的天花板、墙壁应无裂隙、不落尘，便于清洗消毒；地面防滑、易清洗、耐腐蚀。

（3）流程合理，物品由污到洁，不交叉，不逆流；空气流向由洁到污。去污区保持相对负压，检查包装及灭菌区保持相对正压。对无菌区、清洁区的洁净系统按规定进行保养维护，并有记录。

（4）具有外来医疗器械回收、清洗、消毒、包装、灭菌、存储、发放全过程所需要的设备和条件。各种清洗消毒设备应符合国家有关规定，设备科指定专人定期进行维护和检修，并记录，以保障设备的正常运行。消毒供应中心负责日常维护和保养，建立设备档案，完整保存相关资料。

（5）配备岗位所需的个人防护用品，如护目镜、口罩、面罩、帽子、防水围裙、手套、防护鞋及洗眼装置等。

（6）有健全的岗位职责、操作规范、消毒隔离、质量管理、各种监测、设备管理、器械管理及职业安全防护等管理制度和突发事件的应急预案。

（7）建立外来医疗器械质量追溯制度，完善质量控制过程的相关记录，保证供应物品的安全。

（8）严格按照操作程序进行清洗、灭菌，并对清洗质量、灭菌过程、灭菌效果、消毒液浓度和清洁用水的质量进行监测；对自身工作环境的洁净程度和清洗、组装、灭菌等环节的工作质量有监控措施；对灭菌后成品的包装、外观及内在质量有监测措施。

（9）灭菌合格物品应有明显的灭菌标志和日期，专室专柜存放，在有效期内发放。

（10）特殊感染性疾病患者用后的外来医疗器械按照《消毒技术规范》相关要求处置。

（11）消毒供应中心所使用的各种材料包括清洗剂、洗涤用水、润滑剂、消毒剂、包装材料、监测材料等应符合国家相关要求。对购进的原材料、消毒洗涤剂、试剂等医疗用品等进行质量监督，杜绝不合格产品进入消毒供应中心。

（12）运送无菌物品的容器使用后应清洁处理，干燥保存；下收下送的车辆洁、污分开，每日清洗消毒，分区存放。保持车辆清洁、干燥。

（13）保持室内清洁、整齐，按规定进行环境卫生学监测。

三

外来医疗器械清洗、消毒、干燥

1. 何为去污区

答：对重复使用的诊疗器械、器具、物品,进行回收、分类、清洗、消毒(包括运送器具的清洗消毒等)的区域,为污染区。然而外来医疗器械作为消毒供应中心的一部分也有其特有的流程。一共分为 8 个步骤,即通知公司送货、清点接收、清洗消毒、检查包装、灭菌存发、患者使用、再次清洗消毒、公司收回。

2. 去污区环境要求有哪些

答：(1) 去污区内平面布局根据由污到洁的原则,设置污物接收分类区、清洗区、漂洗区和清洁物品传递窗、工作人员洗手设施(采用非手触式水龙头开关)和洗眼装置。

(2) 各区域之间设实际屏障,去污区与检查包装区之间应设物品传递窗。

(3) 温度 16～21 ℃、相对湿度 30％～60％、换气次数≥10次/小时。

(4) 工作区域的天花板、墙壁应无裂缝,不落尘,便于清洗与消毒。

(5) 电源插座应采用防水安全型。

(6) 地面应防滑、易清洗、耐腐蚀。

（7）地漏应采用防返溢式。

（8）污水应集中至医院污水处理系统。

3. 接收外来医疗器械时去污区需要配备哪些设备设施

答：应配有污物回收器具、分类台、转运车、器械清洗篮筐、手工清洗池、压力水枪、清洗剂、压力气枪、软毛刷、标识等物品，电脑记录系统，超声清洗装置、干燥设备、机械清洗消毒设备及相应的清洗剂及用品。查看水源接通；查看电源接通；接通电源，设备指示灯应开启，清洗设备处于备用状态。

4. 接收外来医疗器械时对去污区的工作人员的着装有哪些要求

答：操作人员个人防护符合 WS 310.2 - 2016 附录 A 要求。根据去污区工作岗位的需要，应配备相应的个人防护用品，包括圆帽、口罩、隔离衣或防水围裙、手套、专用鞋、护目镜、面罩等。去污区应配置洗眼装置。

5. 回收外来医疗器械时需要做哪些准备工作

答：（1）做好接收人员个人防护。

（2）接收环境准备，环境整洁、光线充足。

（3）接收物品准备齐全，包括清洗筐、标识牌、密纹筐、带光源放大镜等。

（4）接收物品由转运人员转运至清洗间清点台。

（5）根据不同供应商清点对应器械，按器械供应商提供的器械配置清单清点器械、植入物及动力工具。

（6）提前准备好患者信息、手术信息、送货信息等，方便准确核对。

6. 外来医疗器械回收时需要在清单上登记哪些具体信息

答：回收的外来医疗器械必须标识明确，注明器械的商家、物品名称、病区、床号、手术日期、手术医生、手术房间、器械件数、植入物件数、接收者、送货者信息，防止混乱。所有的器械都要归类为污染的。从接收到医院起，医院就要开始对这些器械负责。

7. 清点外来医疗器械时重量如何进行评估？如何处理超重

答：清点外来医疗器械完毕后，将器械放置与电子秤上进行称重量，重量不超过 7 kg。若遇到超重，可将器械分两包（或筐）进行处理，并做好相同标记，便于认清器械。

8. 外来医疗器械分类的操作步骤是什么

答：在去污区按照技术规程检查、清点外来医疗器械的数量、性能及规格，保证器械的正确性和完好性，对器械进行初步筛检，报损和增基器械及时补充。清点器械数量时以组合器械包为单位，逐一清点、核查。回收的外来医疗器械必须标识明确，注明器械归属部门、物品名称或编号等信息，防止混乱。所有的器械都要归类为污染的。外来医疗器械的分类，根据器械物品材质、精密程度（对每一件器械）分为带管腔或者盲端、沟槽、缝隙、多零件的器械等。

9. 简述外来医疗器械在去污区的处理流程

答：（1）接收清点

1）核对无误后，两人共同在《清点签收单》上签名。

2）在去污区按照技术规程检查、清点外来医疗器械的数量、性能及规格，保证器械的正确性和完好性，对器械进行初步筛检，报损和增基器械及时补充。

3）清点器械数量时以组合器械包为单位，逐一清点、核查。

4）填写器械清点核查记录，项目应填写完整、字迹清楚、接收人员签名。

5）外来医疗器械、植入物由专人负责进行回收，即刻当面清点交接器械。

6）回收的外来医疗器械必须标识明确，注明器械归属部门、物品名称或编号等信息，防止混乱。

（2）外来医疗器械的分类：根据器械物品材质、精密程度（对每一件器械）分为带管腔或者盲端、沟槽、缝隙、多零件的器械等。

（3）清洗方法的选择：手工清洗、超声清洗、清洗消毒器清洗等，预处理尤为重要。首选机械清洗方法，采用清洗消毒器进行器械清洗处理。污染严重，先手工预处理。机械清洗时，将器械整齐排列于清洗筐内，关节尽量打开，可拆卸的部位应拆卸清洗，并放于清洗筐中进行清洗。

（4）清洗消毒必须遵循厂家说明书的清洗方法。

机械清洗注意事项：遵循厂家使用说明、指导手册及技术操作规程。消毒温度、时间符合 WS 310.3 - 2016 检测的有关规定，确认并记录每一次运行的消毒时间、温度和清洗程序。使用无润滑油清洗程序进行外来植入物的清洗操作。

（5）手工清洗注意事项

1）刷洗方向要与器械齿端纹路一致。

2）交替使用压力水枪和气枪进行管腔内的清洗。

3）选用适宜的刷子型号。

4）动力工具如电池外套用流动水清洗，避免用水浸泡，软布擦干，高压气体强制干燥。拆卸组件（钻头、锯片、磨头等），多酶清洗剂浸泡，清水漂洗（机洗）。按下开关，使其空转 5～10 秒，将电锯内的残余水分全部排出，确保电锯内部干燥。用 75％乙醇消毒电锯表面。

10. 遇到特殊感染外来医疗器械如何进行处理

答：（1）回收：被朊毒体、气性坏疽及突发原因不明的传染病病原体污染的外来医疗器械，使用者应双层封闭包装并标明感染性疾病名称，由 CSSD 单独回收处理。

（2）准备：①操作者：穿工作服和防水隔离衣或防水围裙，戴圆帽、口罩、护目镜或防护面罩、双层橡胶手套，穿专用鞋；②用物：清洗剂、毛刷、棉签、无絮擦布、网篮、高压水枪、高压气枪、超声波清洗机、清洗消毒器。

（3）操作：将回收的特殊感染外来医疗器械按照病原体的不同选择相应的消毒剂进行浸泡消毒，分类处理，严格控制消毒液浸泡时间，打开外来医疗器械所有的轴节和卡锁，完全浸没在液面下，以便器械与消毒液充分接触。

1）朊毒体污染外来医疗器械：浸入 1 mol/L NaOH 1 小时后，取出浸入水中。

2）气性坏疽病原体污染的外来医疗器械：含氯 1 000～2 000 mg/L 消毒剂浸泡 30～45 分钟，有明显污染物时应采用含氯 5 000～10 000 mg/L 消毒剂浸泡至少 60 分钟。

3）突发原因不明的传染体污染外来医疗器械的处理应符合国家当时发布的规定。

将包装材料等医疗废弃物装入双层黄色医疗废物垃圾袋封口并贴好感染类型标识；外来医疗器械消毒完毕，将复杂及管腔类外来医疗器械放入超声清洗机中超声清洗 5～10 分钟，然后将分类好的外来医疗器械依次选择机器、手工清洗方法进行清洗；清洗和消毒清洗池及清洗工具，更换防护用品，做好登记并签名。

（4）朊毒体污染外来医疗器械灭菌：预真空压力蒸汽灭菌器

134 ℃,18 分钟;下排式灭菌器 132 ℃,1 小时。

11. 外来医疗器械装载时的注意事项有哪些

答:首先将外来医疗器械分好类别,根据材质、精细程度、污染程度进行分类,选用专用清洗架、清洗篮筐、配件。清洗外来医疗器械规范装载,器械轴节应充分打开;精密器械和锐利器械的装载使用专用篮筐或固定架;管腔类器械的装载应选择带管道的清洗层架;污染物较重的器械在装载前进行充分清洗后再进行规范装载;细小的器械及附件应选择密纹网篮筐中进行装载以防丢失;外来医疗器械有专用的盛装分层托盘的,每个分层托盘可直接放置清洗架上,无分层托盘的,则每件器械应平铺清洗篮筐内,器械不可堆叠,保证器械和水流、清洗剂的充分接触;植入物的清洗应放置在专用有孔的带盖盛装容器内清洗,不可使用润滑剂;最后装载完毕应检查每一层架的旋转臂是否旋转,以防器械过高阻碍旋转臂的旋转,影响器械清洗质量。

12. 如何选择外来医疗器械的清洗方法

答:根据外来医疗器械说明书、清洗消毒器说明书、当前 CSSD 规范标准、当前医院 CSSD 标准;结合外来医疗器械材质、结构、功能、精细程度、污染程度选择最佳的清洗消毒方式,确保清洗质量。

13. 外来医疗器械电动工具如何进行清洗

答:(1)操作人员规范着装,穿工作服和防水隔离衣或防水围裙,戴圆帽、口罩、护目镜或防护面罩、双层橡胶手套,穿专用鞋,做好个人防护。

(2)手工清洗

1）设施及物品准备齐全，包括清洗池、各类规格的清洗刷、清洗篮筐、带盖密纹筐、高压水枪、高压气枪、医用清洗剂、消毒剂、超声清洗机等。

2）将电动工具进行分类，将电池与主机分开。

A. 主机：①能够进水部分放在含酶溶液中浸泡，液面下用小刷子清洗电钻头部，连接电池的部位不能沾水，可蘸自来水擦拭；②先后用含酶清洗液擦拭机身；③自来水进行漂洗，湿布擦拭；④最后用纯水进行漂洗，湿布擦拭；⑤清洗后，用低纤维絮擦布擦干机身，用棉签擦干电池腔的电极部分；⑥用低纤维絮擦布蘸取75％乙醇消毒主机的各个部位。

B. 电池及动力系统：①用低纤维絮擦布反复擦拭表面至洁净，注意保持电极部分彻底干燥；②用低纤维絮擦布75％乙醇消毒表面。

（3）机器清洗：①设备设施及物品准备齐全，包括清洗消毒器、各类清洗架、清洗篮筐、医用清洗剂等；②每日设备运行前进行检查，确认水、电、蒸汽、压缩空气、医用清洗剂、设备功能情况、设备清洁情况是否达到工作条件；③将电动工具进行分类，根据器械说明书，耐湿耐热的器械选择机器清洗，选用专用清洗架、规范装载、专用清洗程序进行清洗；不耐湿耐热的器械选择手工清洗按照上述（2）步骤进行清洗。

14. 简述不同结构外来医疗器械手工清洗的具体操作步骤及注意事项

答：（1）实心-表面不光滑类，如损伤类肘关节器械中丝锥等带螺纹器械，刷洗时应将清洗刷沿器械螺纹的纹路方向来回刷洗。

（2）孔隙-孔洞类，如关节类膝关节器械中的髌骨钻骨导向器,刷洗时应先使用清洗刷刷洗器械表面,孔洞处应选择与孔洞直径匹配的清洗刷贯通孔洞,反复刷洗。

(3)孔隙-缝隙类,如损伤类髓内钉器械中髓腔扩张器,刷洗时应使用清洗刷刷洗器械表面,弯折器械,充分暴露缝隙,选择与缝隙大小相匹配的清洗刷,顺缝隙刷洗。

(4)管腔类,如损伤类空心钉器械中空心丝锥,刷洗时应选择与丝锥管腔直径相匹配的清洗刷贯通管腔,反复刷洗内腔,再用压力水枪进行冲洗。遵循说明书选择超声清洗。

(5)关节类,如损伤类肘关节器械中的复位钳,刷洗时将器械关节张开,用清洗刷沿齿槽纹路方向反复刷洗关节、卡锁等处。

(6)滑动类,如损伤类肘关节器械中的测量尺,刷洗清洁时宜反复推动可滑动部件,暴露测量端和刻度端,避免被滑动部件遮挡的部位出现清洗盲区。

(7)无孔锉刀类,如关节类髋关节工具中的股骨髓腔锉,刷洗时用清洗刷沿锉刀表面横竖交叉突起结构缝隙方向交叉往复进行刷洗。

(8)有孔锉刀类,如关节类髋关节器械中髋臼磨,刷洗时应选择适宜的清洗刷刷洗锉刀凸面、凹面以及锉刀孔。

(9)钻孔类,如损伤类肘关节器械中实心钻头,刷洗时用清洗刷沿钻头刀刃处方向螺旋式刷洗;损伤类空心钉器械中的空心钻头,清洗时除了钻头刀刃处的刷洗,还应选择与空心钻头管腔直径相匹配的清洗刷贯通管腔,反复刷洗内腔。

(10)试模类,如关节类膝关节工具中的髋臼试模,清洗时应用低纤维絮擦布擦洗试模凸面,清洗刷刷洗试模凹面。

15. 外来医疗器械在选择超声清洗时需要注意什么 ——

答:(1)外来医疗器械在选择超声清洗时,需要仔细阅读外来医疗器械说明书是否符合超声清洗的条件,注意选择超声时间、超声频率;而且还需阅读超声清洗机的说明书是否满足超声清洗外来医疗器械条件,二者均符合才可保证超声清洗质量。

（2）超声清洗时需要注入清洗用水并添加清洗剂后,需要进行除气,忌未加水或者清洗剂启动。

（3）水温应小于 45 ℃。

（4）若需要延长超声时间,超声时间不宜超过 10 分钟。

（5）应根据外来医疗器械的不同材质选择相匹配的超声频率。

（6）超声清洗时应将外来医疗器械放入篮筐中,浸没在水面下,有管腔的需要注满水,勿将器械裸露地放置超声清洗机中超声,损坏设备。

（7）超声清洗时需要注意应先放入外来医疗器械再加盖超声,不能先超声再放入外来医疗器械这样会产生气溶胶造成职业危害。

（8）放置外来医疗器械后需要确定篮筐是否高于超声清洗机,高于超声机会导致盖子盖不严实从而产生气溶胶。

（9）设备运作时需要保持超声清洗机表面及工作人员手部干燥,特别是按键面板若沾水,水渍会导致按键失灵、触电的危险。

（10）超声清洗时应盖好超声清洗机盖子,防止产生气溶胶,做好职业防护。

（11）超声清洗可作为外来医疗器械手工清洗或机器清洗的预清洗手段。

16. 简述外来医疗器械机器清洗操作步骤

答:（1）操作人员规范着装,穿工作服和防水隔离衣或防水围裙,戴圆帽、口罩、护目镜或防护面罩、双层橡胶手套,穿专用鞋,做好个人防护。

(2) 设备设施及物品准备齐全,包括清洗消毒器、各类清洗架、清洗篮筐、医用清洗剂等。

(3) 每日设备运行前进行检查,应确认水、电、蒸汽、压缩空气达到设备工作条件,医用清洗剂的储量充足。

(4) 检查设备功能状况。舱门开启应达到设定位置,密封圈完整;清洗架的旋转臂转动灵活;喷淋孔无堵塞;清洗架进出轨道无阻碍;照明灯性能完好;面板按键灵敏;显示屏幕字迹清晰;设备联网功能良好。

(5) 检查设备清洁情况,包括设备的内腔壁,排水网筛、排水槽、清洗架和清洗旋转臂等。

(6) 外来医疗器械在上清洗架前,根据器械的污染程度进行预处理,包括流动水冲洗、清洗剂浸泡、超声机洗、液面下刷洗、高压水枪及气枪的冲洗。

(7) 根据外来医疗器械类型使用专用清洗架和配件。清洗物品分类规范装载,外来医疗器械轴节应充分打开;精密器械和锐利器械的装载应使用专用篮筐或固定保护装置。

(8) 外来医疗器械有专用的盛装分层托盘的,每个分层托盘可直接放置清洗架上,无分层托盘的,则每件器械应平铺清洗篮筐内,器械不可堆叠,保证器械和水流、清洗剂的充分接触。

(9) 植入物的清洗应放置在专用有孔的带盖盛装容器内清洗,不可使用润滑剂。

(10) 装载完毕应检查每一层架的旋转臂是否旋转,以防器械过高阻碍旋转臂的旋转,影响器械清洗质量。

(11) 清洗程序的设置应遵循外来医疗器械说明书及清洗消毒器说明书。

(12) 启动后密切观察清洗消毒器运行中的状态,清洗旋转臂工作应正常,排水应通畅。

（13）清洗消毒器程序运行结束，应对物理参数是否合格进行确认，并记录，同时检查舱内是否有遗留器械或杂物，及时处理。

17. 外来医疗器械在进行机器清洗时，清洗程序应如何设定、选择

答：（1）应根据 CSSD 最新规范及指南、本院最新规范、清洗消毒器说明书、外来医疗器械说明书制定最适宜清洗程序进行清洗，设定好清洗程序，再对其进行清洗效果测试，通过 2 种以上清洗效果测试结果显示均通过才可设定该清洗程序进行清洗，并记录留存。

（2）清洗程序选择应将外来医疗器械分类，手术器械、植入物、特殊感染器械，常规手术器械清洗时需要选择上油清洗程序；植入物清洗时应选择不上油清洗程序；特殊感染器械清洗时应选择专用的清洗程序。

18. 外来医疗器械消毒的方法有哪些？选择外来医疗器械最佳消毒的方法是什么

答：CSSD 清洗后的器械在包装前应进行消毒处理，以保证操作人员及患者安全。消毒是对细菌杀伤性较低的处理方式，器械消毒处理包括污染器械清洗后进行消毒的过程及方法。器械消毒应达到高水平消毒质量，即污染器械上自然微生物数量减少90%以上，并不得检出病原微生物。

常用消毒方法有物理消毒方法和化学消毒方法。

（1）物理消毒：利用物理因子杀灭或清除病原微生物。CSSD 采用的物理消毒为湿热消毒法，湿热消毒是利用较高温度的热水（≥90 ℃）或蒸汽为消毒介质，在维持相应温度和时间的调整条件下使菌体蛋白变性或凝固。

（2）化学消毒：不耐受湿热的器械材质可采用化学消毒方法。化学消毒法是利用化学药品杀灭病原微生物。根据消毒剂的杀菌强弱可分为高效消毒剂、中效消毒剂、低效消毒剂。

WS 310 中条款规定：清洗后的器械、器具和物品应进行消毒处理，外来医疗消毒处理方法首选机械热力消毒，消毒设备主要有清洗消毒器、煮沸消毒槽等。

19. 外来医疗器械润滑的方法有哪几种？如何对外来医疗器械进行润滑

答：润滑主要有机械润滑和手工润滑。

（1）机械润滑

1）方法：机械润滑是通过清洗消毒器完成器械润滑的方法。清洗消毒器在终末漂洗阶段中，由机械泵自动加入润滑剂。机械润滑的方法效率高，可以降低器械在润滑操作中的污染。须按照产品说明书的稀释比例，设定润滑剂用量。

2）机械润滑步骤：清洗消毒器→预洗→洗涤→漂洗→终末漂洗→消毒→润滑→干燥。

（2）手工润滑

1）方法：采用手工进行器械润滑，可针对性地进行器械关节、铰链、移动部件的保养，如手术电钻等手术器械。手工润滑可选用喷涂或浸泡的操作方法。①浸泡方法：清洗后的器械，使用有孔的容器装载浸泡于配制好的润滑剂中。浸泡时间根据润滑剂使用说明书的建议；至少应每天更换润滑剂。②手工喷涂方法：针对器械关节、铰链和移动等部位进行润滑。宜使用专用的气雾喷涂润滑剂，具有速干的效果。器械经手工润滑保养之后，如果器械表面有过多的液体。需手工擦拭干燥。干燥时应注意使用清洁的、低棉絮的擦布。

2) 操作步骤：包括在器械清洗、消毒、干燥之后进行手工润滑一般步骤：①机械清洗→消毒→干燥→手工润滑；②手工清洗→消毒→手工干燥→手工润滑。

注意事项包括：①应按照产品说明的稀释比例配置润滑剂，稀释剂应使用纯水或蒸馏水；②盛装润滑剂的容器必须是清洁的，防止润滑剂的污染；③容器装载器械，避免工作人员将手伸入溶液中摸索器械造成皮肤损伤。

20. 外来医疗器械干燥方法有哪些？如何操作以及注意事项有哪些

答：（1）手工干燥

1) 手工干燥的原则及用具

A. 原则：适用于无干燥设备的及不耐热器械、器具和物品。

B. 用具：①手工擦拭操作中应使用低纤维絮类的擦布；②压力气枪；③95％乙醇。

2) 手工干燥操作流程及注意事项

A. 操作前准备：①人员准备，操作人员个人防护符合 WS 310.2‐2016 附录 A 要求，洗手。②环境准备，在消毒供应中心清洁区，环境整洁、光线充足。③物品准备，清洁低纤维棉絮擦布、压力气枪、操作台、转运车、器械清洗篮筐、标识等物品。

B. 操作步骤：①操作前评估，包括有可遵循制定的技术操作规程；评估干燥方法是否适宜器械材质；评估器械清洗质量合格。②操作台准备，擦布擦拭器械，台面应留有适当地擦湿操作的空间和摆放干燥器械的空间。③干燥擦拭，擦拭动作柔和，宜单件处理。容器类物品的擦拭宜先擦拭外面而后擦拭内面。普通器械擦拭应首先擦拭器械的水迹，然后再擦拭关节、齿牙等局部的水迹，管腔器械可使用压力气枪清除腔内的水分如穿刺针、妇科刮宫吸管、手术吸引管等干燥。④干燥器械放置,将干燥后的器械分类、有序摆放在台面上。避免再次接触水。⑤操作后处理,操作结束后,整理台面,物品归位。

C. 操作注意事项:①手工干燥时,台面应保持清洁干燥。保持擦布的清洁,擦布过湿影响干燥效果,如有污染应及时更换。②操作人员注意手卫生,在洗手或手消毒后进行器械的手工干燥操作。

(2)机器干燥

1)机器干燥的原则、工作原理及用具:①原则:干燥设备具有工作效率高的特点,是器械干燥首选方法。适用于耐热材质的器械,使用干燥设备可以避免使用擦布脱屑和人为等因素可能造成的器械污染,保证器械消毒质量安全。②工作原理:医用干燥箱以电阻丝、电热管为发热源,靠风机或水循环热量温度,采用机械触点控温温度可设定在 40～90 ℃。具有自动控制温度和时间,数字显示并提示电压、超电流保护指示灯的功能。并配置器械标准的不锈钢网筛和管腔干燥架。③用具:干燥设备。

2)机器干燥操作流程及注意事项

A. 操作前准备:①人员准备,操作人员个人防护符合 WS 310.2－2016 附录 A 要求。②环境准备,在消毒供应中心清洁区保持,环境整洁、光线充足。③物品准备,干燥柜、操作台、转运车、器械清洗篮筐、标识等物品。

B. 操作步骤:①操作前评估,包括评估干燥方法是否适宜器械材质,有可遵循的技术操作规程;评估器械是否经过清洗;评估设备处于的备用状态。②器械装载,使用篮筐装载器械。③程序选择,根据标准和材料的适宜性选择干燥温度、时间。④干燥结束,干燥后,卸载外来医疗器械。

C. 操作注意事项:①装载的器械不要超出器械篮筐,利于干燥彻底。②装载和卸载均要防止烫伤。③塑胶类配件如橡胶圈、密封圈等干燥应遵循厂商说明书,建议温度不超过 75 ℃。④不应使用自然干燥法进行干燥。

21. 确诊或疑似新型冠状病毒感染患者使用的外来医疗器械处理原则和流程是什么

答: (1)原则

1)疑似或确诊新型冠状病毒感染患者手术,参照医院《医院感染管理制度》感染性手术处理原则执行。

2)疑似或确诊新型冠状病毒感染患者宜使用一次性使用诊疗器械、器具和物品,使用后按医院《新型冠状病毒感染的肺炎疑似患者医疗废物处置流程》无害化处置。

3)疑似或确诊新型冠状病毒感染患者手术后器械处理按特殊传染污染器械处理要求进行处理,所有参与的工作人员做好个人二级防护。

4)消毒供应中心清洗间建立专用处置区域,并由相对固定工作人员进行初步处置。

5)工作环境复合 WS310-2016《医院消毒供应中心》要求。

(2)新型冠状病毒感染患者使用的外来医疗器械处理流程

1)转运:接手术室电话通知后,转运人员与手术室工作人员当面交接,转运器械采用专人、专车、专线运送。所有参与工作人员做好个人二级防护。

A. 采用清洁回收专用车,车内配备根据回收品种、类别、数量,选择与之匹配的密封箱,密封箱有"新冠"专用标识,携带手消毒液,禁止工作人员裸手接触污染器械。

B. 转运人员佩戴工作帽、N95 口罩、护目镜、手套,穿工作服、隔离服。

C. 封闭运送,将回收物品放置妥善,包括密封箱盖子应盖紧封闭,污染袋开口处应扎紧封闭,车内的物品放置稳固,车门应保持关闭状态,污染物品回收后按照规定入口送至消毒供应中心污染区,集中清点、核查、记录。

D. 污染回收车的清洗:从污染较轻的部位开始处理,再处理污染较重部位。顺序为车体外部(由上至下、车门扶手处重点清洗)→车轮→车内(由上至下)。消毒:用2 000 mg/L含氯消毒液清洁消毒30分钟,再用清水彻底冲洗或擦拭。干燥:清洁布擦拭柜内(由上至下)→擦拭车体外部(由上至下)→车轮自然沥干或擦拭。

2) 清洗、消毒

A. 清洗间工作人员戴一次性外科口罩或N95防护口罩、帽子、护目镜/面屏防护,穿防水服或防水围裙、一次性防护服、鞋套(建议使用长款),双层手套罩住防护服衣袖。

B. 独立操作台操作,打开所有外来医疗器械、器具和物品的轴节和锁扣,可拆卸的外来医疗器械拆卸至最小单位;

C. 应先消毒后清洗,再灭菌。消毒可采用含氯消毒液2 000 mg/L浸泡消毒30～45分钟,有明显污染物时应采用含氯10 000 mg/L浸泡消毒至少1小时;使用专用的加盖水池或密封箱。

D. 外来医疗器械做好识别标志,耐高温、耐湿器械应使用机器清洗,选择感染程序进行机械清洗、消毒。不耐高温、不耐湿器械应采用手工清洗,清洗后使用75％乙醇喷洒或擦拭消毒。

E. 物表消毒:清洗结束后,地表使用2 000 mg/L含氯消毒液保持30分钟后拖地;器械台、设备、操作台等表面使用2 000 mg/L含氯消毒液,保持30分钟后再擦拭;有血迹、体液等污染的物体表面,直接用10 000 mg/L含氯消毒液处理。

3) 包装、灭菌:采用无纺布包装,并做好标记;采用特殊感染灭菌程序(灭菌18分钟)进行灭菌,做好物理、化学、生物监测。

4) 储存、发放:按储存要求进行储存,及时发放,保障疫情期间外来医疗器械的及时、安全供应。

四

外来医疗器械检查、保养、包装

---

1. 什么是检查？什么是包装？什么是检查包装及灭菌区

答：（1）检查：裸眼或借助仪器设备的辅助用带光源放大镜对干燥后的每件器械、器具和物品进行器械表面及其关节、齿牙处应光洁，无血渍、污渍、水垢等残留物质和锈斑的查看，以及查看功能是否完好，无损毁。

（2）包装：指为在流通过程中为保护产品、方便贮运、促进销售，按一定技术方法而采用的容器、材料及辅助物等的总体名称，也指为了达到上述目的而采用容器、材料和辅助物的过程中施加一定技术方法等的操作活动。消毒供应中心的包装即采用灭菌医疗用品如棉布、无纺布、抗湿皱纹纸、纸塑、铝箔、硬质器械盒等将器械或由开放状态变为"封闭"状态的过程。闭合式包装：如棉布、无纺布、抗湿皱纹纸等包装，应由 2 层包装材料分 2 次包装。密封式包装：如纸塑、铝箔等包装，可使用一层，适合单独包装的器械。

（3）检查包装及灭菌区（inspection, packing and sterilization area）：CSSD 内对去污后的诊疗器械、器具和物品，进行检查、装配、包装及灭菌（包括敷料制作等）的区域，为清洁区域。

2. 检查包装及灭菌区环境条件有哪些要求

答：消毒供应中心的空气净化系统应达到规定的温度、湿度和通风次数,保持工作区域的正压或负压。检查包装及灭菌区内按照规范要求保持相对正压,数值为 5~10 Pa,温度保持在 20~23 ℃,湿度为 30%~60%,换气次数大于等于 10 次/小时,照明为 750~1 500 lx。工作台面、地面、物品柜、设备等每日在工作前后进行湿式擦拭,室内玻璃墙体每周进行擦拭,空气过滤网每月通知技术人员进行清洁,天花板每季度进行清洁。

3. 若在实际操作中发现外来医疗器械清洗不干净如何进行处理？主要从哪些方面进行原因分析

答：清洗质量不合格的,应重新处理。清洗不干净、质量不合格,是一个多方面影响作用的结果,从器械本身、水质、清洗剂、到清洗设备,从操作流程到质量监测等每个环节都可影响于器械的清洗质量。

（1）有机物残留：重新处理或更换掉质量差的器械。

（2）器械生锈：使用除锈剂除锈。

（3）点蚀斑：避免氯离子腐蚀；器械采用酸性清洗剂去除或废弃。

（4）金属表面白色或灰色钙残留物：提高水质；器械纱布擦拭；清洗消毒器酸性清洗剂清洗。

（5）黄褐色硅酸盐及矿物质残留物：提高水质；器械弱酸处理。

（6）黑色的二氧化铬残留物：避免高温干燥时间过长和中和剂漂洗不干净；器械变色严重的需更换。

（7）摩擦腐蚀斑点：合理装载,防止碰撞；器械充分润滑；修复或更换受损的器械。

（8）塑料或橡胶老化：避免含氯消毒剂浸泡及热损害,正确储存,及时更换。

（9）金属裂缝：正确使用；防止碰撞；避免高温；修复或由器械厂商重新处理。

（10）植入物及外来医疗器械清洗消毒应严格遵循 WS 310.2 的要求，复杂手术器械要遵循生产厂家或供应商提供的书面说明书。

4. 外来医疗器械包装时工作人员着装的要求有哪些

答：操作人员着装应符合规范要求，穿清洁区工作服、专用鞋，戴圆帽（须遮盖全部头发），操作前需进行洗手，符合手卫生指征要求。

5. 外来医疗器械包装前质量检查的原则及方法有哪些

答：外来医疗器械清洗质量已经引起有关专家和医院感染管理专家的高度重视。在医院消毒和医院感染管理的相关规范或标准中明确规定，使用后的医疗器械必须彻底清洗干净后再进行灭菌，任何残留在医疗器械上的有机物都会阻碍消毒灭菌因子的穿透，从而影响灭菌质量。定期进行器械清洗质量，器械的监测具有直观的效果，可以反映清洗效果质量，进而反映清洗消毒机器的清洗效果。监测器械质量应达光洁，无残留物质和锈斑。生物负荷达到安全水平，不会对工作人员及环境造成危害。

（1）目测：是器械清洗效果评价的第一步，常光线下，肉眼直接观察。表面及其关节、锯齿部、锁扣及管腔应光洁，无血渍、污渍、水垢等残留物质和锈斑；功能完好，无毛刺或缺口、无裂缝和损毁。清洗质量不合格的器械物品不得包装，须重新进行清洗。有锈迹器械应除锈，器械功能损毁或锈蚀严重，应及时维修或报废。

（2）放大镜检查法：借助手持式放大镜或带光源放大镜进行

质量检查。用 10 倍带光源放大镜放大检查必须未见任何外部污染,污点或污膜,无明显的有机残留物。

(3) 微生物学检测法:对清洗后的器械,将浸有无菌盐水采样液的棉拭子在被检器材各层面及轴节处反复涂抹,剪去手接触部位,将棉拭子放入装有 10 ml 采样液的试管内送细菌室检测。

(4) ATP 生物荧光检测法:ATP 生物荧光法测定原理,是利用荧光素酶在镁离子、ATP、氧的参与下,催化荧光素氧化脱羧,产生激活态的氧化荧光素,放出光子,产生 560 nm 的荧光,在裂解液的作用下,细菌裂解后释放的 ATP 参与上述酶促反应,用荧光检测仪可定量测定相对光单位值(RLU),从而获知 ATP 的含量,进而得知细菌含量。

6. 如何做好外来医疗器械的功能检查

答:包装前必须仔细地检查每件外来医疗器械的功能性。

1) 实心——表面光滑类:在带光源放大镜下检查器械表面是否完整,有无压痕、变形、磨损。

2) 实心——表面不光滑类:在带光源放大镜下检查器械的尖端及棱角处是否完整,有无压痕、变形、磨损。

3) 孔隙类:目测或在带光源放大镜下检查器械的表面,尤其是孔洞、凹槽、缝隙处有无磨损,是否变形。

4) 管腔——双侧开口类:在带光源放大镜下检查器械管腔有无变形、凹陷,管腔是否通畅,如有变形或凹陷及时与外来医疗器械厂商联系更换。检查器械外鞘和内芯的契合度,逐个套叠软组织套筒及内芯,在带光源放大镜下确认器械头端契合严密、无缝隙。

5) 管腔——单侧开口类:在带光源放大镜下检查器械表面及盲端处有无缺陷、有无磨损变形。

6）管腔——带螺纹类：在带光源放大镜下检查器械管腔有无变形、凹陷，管腔是否通畅，如有变形或凹陷及时与外来医疗器械厂商联系更换。检查器械外鞘和内芯的契合度，逐个套叠软组织套筒及内芯，在带光源放大镜下确认器械头端契合严密、无缝隙。在带光源放大镜下检查螺纹处的完整性、有无磨损，如有磨损及时与外来医疗器械厂商联系更换。

7）关节类：在带光源放大镜下检查器械齿槽有无缺损、变形；闭合关节，检查齿槽对合有无错位；检查器械卡锁处时应闭合关节，确认卡锁固定于第一档位，在掌心拍击卡锁处，卡锁不会自动弹开解锁。

8）滑动类：目测检查器械的组合部件滑动是否灵活、功能是否完好，在带光源放大镜下检查器械表面刻度是否清晰。

9）有孔锉刀类：在带光源放大镜下检查锉刀凸面、凹面、刀锋凸起部是否锋利，有无卷边、缺口，锉刀孔及内侧面有无变形、磨损。

10）无孔锉刀类：在带光源放大镜下检查表面及横竖交叉突起结构有无磨损、缺失、腐蚀、斑点，是否变形。

11）空心钻头类：在带光源放大镜下检查钻头刀刃有无磨损、缺失；钻头内管腔的检查方法与管腔双侧开口类一致。

12）实心钻头类：在带光源放大镜下检查钻头刀刃有无磨损、缺失。

13）连接手柄类：检查连接手柄头端锁扣灵活度，下压锁扣，确认锁扣伸缩自如；组装配件后，检查配件与连接手柄的契合度，确认配件与手柄连接紧密，用手拨动配件时配件无松脱现象。

14）试模类：在带光源放大镜下检查试模表面是否光滑圆润、完整，有无磨损、变形，规格标识是否清晰。

7. 如何做好外来医疗器械中动力工具的功能检查

答:动力工具结构精密、设计复杂,包含一系列管腔、通道、附件和多活动部件,CSSD 要根据制造商的建议,制定功能检查的操作规程,主要步骤应该附图片说明。

(1) 器械功能及完整性:锯片齿牙完整,电池充电性良好,有阀门的器械其阀门打开。

(2) 检查器械清洁度:主机、附件、电池或输气管干燥无污迹、血迹、锈迹、水垢及蚀损痕迹。

(3) 绝缘器械需要进行仔细的检查,以确保其绝缘性。若有专门的绝缘测试器,可在每次处理器械后使用,以鉴别器械绝缘体的完好性。

(4) 电动工具形状完好,无凹陷与破损,配套吻合。电动工具前端或钻嘴锯片清洁,尖锐度呈平头状时须更换,磨损的锯片、钻头一定不能继续使用。

(5) 检查保养:主机上专用润滑油,减少传动系统摩擦,保护微电机;及时更换磨损的钻头铣刀头,保护马达及控制模块;检查各部件连接后的运转情况,及时校准刀具位置,减少磨损。

(6) 手机及配件功能检查

1) 手机:①手机尾端的保险开关旋钮处于中立位时,应无法按下手机启动键。②安装钻头后,锁紧钻头装载孔道,钻头应与钻头夹衔接紧密,用手拨动钻头时,钻头无松脱。③检查电池腔电极部分无被腐蚀现象。④安装电池后,电池与电池腔应紧密闭合,向左或向右旋转保险开关旋钮,按下手机启动键,手机正常运行。

2) 配件:包括电池、钻头、锯片、磨头等。

目测或在带光源放大镜下检查钻头、锯片、磨头的功能部位应无磨损及卷刃,安装部位接口无缺损,功能完好;检查锁匙的齿槽无磨损,功能完好。检查电池有无老化、膨胀、变形以及电池电极处有无被腐蚀现象。

8. 外来医疗器械包装的原则及方法有哪些

答:(1)包装应按照 WS 310.2 - 2016 的要求进行操作。

(2)遵循器械生产厂商说明书,进行器械的包装。

(3)外来医疗器械宜与常规器械分台进行包装。

(4)按照器械配置清单,核对器械名称、数量和规格;锐利的器械功能部位应采取相应的保护措施。

(5)根据灭菌方法,器械的大小、规格、重量选择与其相适应的包装材料,灭菌包装材料应符合 GB/T 19633 及 YY/T 0698 的要求。

9. 外来医疗器械包装过程中如何做好精密器械的保护

答:(1)采取保护措施:器械的尖锐部分加保护套。

(2)精细或细小器械可用纸袋或带盖容器盛放后包装,也可用硅胶垫、卡槽固定器械。包外有"轻拿轻放"标识。

(3)特别注意不可碰撞精细器械的尖端,以减少磨损,延长使用寿命。

(4)平整铺开,避免受压。

10. 外来医疗器械对包装材料的要求有哪些? 各种包装材料的优缺点是什么

答:(1)包装材料的要求有以下6点。

1)包装材料必须允许所选择灭菌剂的有效穿透,以及与选定灭菌方法的其他方面(如干燥)相匹配。

2）包装材料必须保证内含物品的无菌性，直到无菌包被打开。

3）包装材料应该便利使用者打开无菌包时的无菌操作，而不能因此污染内含物品。

4）无菌包内的物品必须在使用时保持无菌性。

5）不含毒性及褪色染料。

6）具有灭菌前后的储存寿命限度。

（2）棉布作为最常用的医用包装材料，具有以下特点。

1）优点：①容易获得并在医院有长期的使用；②牢固；③顺应性好，使用方便；④可重复使用。

2）缺点：易吸水，棉线排列规则且之间孔径较大，棉布的微生物屏障效能较差。随着反复使用，棉线孔隙会更加扩大，造成微生物屏障性能的进一步下降；棉纤维破裂产生的棉尘也是医源性感染的重要原因。因此国外许多文献不推荐使用棉布单独作为包装材料，而仅作为外包装材料或者额外附加的防尘罩。

按照我国卫生行业规范，棉布作为包装材料时，除应符合GB/T 19633 的要求之外，还必须为非漂白织物；包布除四边外不应有缝线，不应缝补；初次使用前应高温洗涤，脱脂去浆、去色；应有使用次数的纪录。纺织品包装材料还应一用一清洗，无污渍，灯光检查无破损。

（3）硬质容器：硬质容器通常由铝合金、不锈钢或者塑料制成，并带有可拆卸、可密封的容器盖。通过容器盖上的过滤器，硬质容器可实现灭菌因子的穿透和微生物的屏障。

1）硬质容器作为医用包装材料的主要优点：①提供绝佳的微生物屏障；②使用方便，节省劳动力；③免除包装材料破损的风险；④储存和运输过程中保护器械不受损坏；⑤长期使用成本较低。

2）硬制容器的缺点：①容器较重，不当搬运可能带来人体工学上的伤害;②需要延长干燥时间以避免"湿包"现象;③锁扣系统和过滤器在使用前需要检查;④初次购置成本较高。

（4）无纺布:无纺布由一定量的人造纤维（如聚烯烃纤维），也包括其他添加材料通过高温压制技术而制成。最常见的医用无纺布为纺粘-熔喷-纺粘（SMS）无纺布,是专为医疗灭菌设计的一次性无纺布,它集合了很多其他包装材料的优势:①强度高;②悬垂性好;③允许空气的排出和水蒸气等灭菌因子的穿透;④孔径非常小,从而构成良好的微生物屏障;⑤不产生尘屑与破碎纤维,杜绝因此带来的医源性感染;⑥疏水性能好,能避免包装材料对液体的吸收;⑦品种较多,符合医院的不同需要。

无纺布同时也具有不如棉布耐磨损的缺点,尤其是包装重量较大的器械。

11. 外来医疗器械新包装材料如何验证该材料满足与灭菌过程的适应性要求

答:（1）包装材料和系统的验证、包装材料的选择评估内容、包装材料的物理化学特性

1）评价目的:可供选择的包装材料基本的物理、化学性能符合产品要求。

2）评价项目:对包装材料进行物理特性（如外观、克重、厚度、透气性、耐水度、撕裂强度等）、化学特性（如薄膜的溶出物指标、pH、氯、硫含量等）的评价。

3）判定方法:通过确认供应商提供的质量保证书验证。

（2）包装材料的毒理学特征

1）评价目的:确认包装材料不应释放出足以损害健康的毒性物质。

2）评价项目:对包装材料进行细胞毒性试验、皮内反应试

验、皮肤致敏试验、急性全身毒性试验和溶血试验。

3）判定方法：通过供应商提供的生物相容性与毒性测试报告验证。

（3）包装材料与成型和密封过程的适应性

1）评价目的：确认包装材料与成型和密封过程的适应性。

2）评价项目：外观、热封强度、包装完整性。

3）判定方法：通过供应商提供的相关测试报告验证。

（4）包装材料的微生物屏障特性

1）评价目的：确认包装材料对微生物的屏障特性，以确保维持灭菌后产品的无菌性。

2）评价项目：对灭菌袋进行微生物屏障特性试验。

3）判定方法：通过供应商提供的微生物阻隔测试报告验证。

12. 外来医疗器械包装材料的无菌屏障系统要求是什么

答：无菌屏障系统是在规定的条件下，防止任何微生物进入包装材料并污染无菌器械的特性。无菌屏障系统的微生物屏障特性是由包装材料的微生物屏障特性和结合处的微生物屏障特性两方面组成。无菌屏障系统应具有包装的完好性、保护性、洁净的开启性等要求，满足无菌屏障系统的良好功能性。

13. 外来医疗器械压力蒸汽灭菌包装材料应具备哪些特性

答：①通透性：包装材料应允许足够的空气排出和蒸汽穿透，并允许包装内物品充分干燥。②屏障功能：提供对液体、微生物和颗粒物质的充分屏障。③适应灭菌性：包装材料不易扯开或刺破，并能承受灭菌过程；应具有经过验证的密封完整性和防撕扯性，易于无菌运送，不易起毛，不含毒性成分和褪色染料，成本效益高的要求。

14. 外来医疗器械包装时装配的依据是什么

答：①应遵循器械供应商提供的外来医疗器械与植入物说明书，规范进行包装、灭菌等处理，首次灭菌时对灭菌参数和有效性进行测试，并进行湿包检查。②应遵循供应商提供的装配图谱及说明书制作一系列清单内单，按照内单内容对外来医疗器械进行相应的装配。供应商应提供相应的说明书及器械清单。

15. 如何做好外来医疗器械中细小螺钉、精密器械的核对及装配问题

答：(1) 严格交接手续，消毒供应中心和器械公司双方共同清点核对器械，相关信息无误后，共同在"外来医疗器械及植入物清点签收单"上签名。核对信息包括：手术名称；手术患者姓名、床号；器械的品牌、名称和数量；植入物种类、规格、数量。对于生锈或缺损的器械不予接受。器械清单可参照手术清点记录单，须注明每件器械名称、件数，不得只写器械总件数。

(2) 手术室或消毒供应中心不负责保管厂家手术器械。手术结束后，器械应及时返还至消毒供应中心去污区。清点核对后，按规范进行清洗、消毒和整理，通知器械公司，双方共同清点、核对，确认无误后在"外来医疗器械及植入物清点签收单"上签名，器械公司即可取回器械。

(3) 提供全部器械清单：医疗器械厂家或供应商为医院提供全部植入物及外来医疗器械产品的清单，最好有图片。每次送达CSSD时，应附上每套手术器械清单，包括器械数量、种类、规格等内容。

(4) 提供器械处理说明书：医疗器械厂家或供应商为医院提

供器械处理说明书,书面说明拆卸、清洗、消毒、包装、灭菌方法、灭菌周期和灭菌参数等(如复杂的器械处理,或有特殊要求等附图片及文字说明,说明书应与器械同行附在器械盒内)提供培训及书面说明或指引。

(5) 医疗器械厂家或供应商应提供关于植入物及器械的基础知识、器械识别及处理,清洗、消毒、包装及灭菌相关的知识和技能的培训。

(6) 必须把所有的小部件(如螺丝、螺母和垫圈)放在容器中,防止遗失。不可替换部件,如金属活塞的部件,应该集中放置,确保组装正确。螺丝类:植入物的螺丝类数量繁多,形状及尺寸各异。有些螺丝经过反复的复用处理,也需要仔细地观察其色泽、清洗度等,对可能的质量问题,要及时与厂家沟通,予以更换。清洗时,根据螺丝种类、空腔大小和长短,使用相对应种类的刷子,放置容器架等,高压水枪是必须使用的清洗方法,必要时使用超声清洗机(螺丝的材质是否适合超声清洗,应咨询生产厂家或供应商的意见)。

(7) 根据以上相应条件及内容进行对应的装配。

16. 外来医疗器械包装时如何做好双人核对以减少错误的发生

答:在医院医疗活动中,查对是我们医疗工作人员在执行医嘱时,实施操作前中后必不可少的重要步骤,直接关系到患者安全和护理、治疗效果。外来医疗器械在消毒供应中心的处理也是属于医疗活动的一部分,每一步、每一个环节、每一个人都严格查对,最大限度地堵塞工作过程中的漏洞,每一个人都有危机管理意识,不盲目相信每一个环节或者前一步骤已经准确无误,那么,漏洞会一个个减少,当某一个环节发现漏洞时,我们都可以及时发现和有效纠正。关键在于是否有严谨的态度和自觉性,缺乏隐患防范意识、心存侥幸和疏于环节质量管理是引发差错事故的主要原因。

外来医疗器械包装时,包装区域环境符合要求,人员规范着装,双人依据外来医疗器械清单,双人共同清点器械的品类数量,一人负责器械的整理、点数,并报于另一人,另一人根据报的内容再次进行清点核对,核对无误,器械清单上做标记,并按要求摆放于器械盒内或篮筐内;清点、摆放完毕,核对无误后在器械清单上双人签字,放置于灭菌器械盒内或篮筐内;同时放置化学指示卡,进行包装,封包,两人同时核对外来医疗器械包外标签:名称、数量、包装方式、灭菌方式、灭菌日期、失效日期以及两人姓名等内容,无误后贴于器械盒或器械包上,等待灭菌。

17. 针对不同的材质、重量的外来医疗器械包如何放置包内化学指示卡

答:化学指示卡,印有颜色变化或移动的(阴性/阳性,通过/失败)染料的卡片,是用于灭菌效果监测的判断,是监测的手段之一。随着化学监测的不断更新和发展,相继出现了各类化学指示卡。①第1类:过程化学指示卡:用于单个物品或包装,指示物品是否经过了灭菌过程,以区分灭菌或未灭菌物品,如化学指示胶带。②第2类:特殊检测化学指示卡:用于灭菌器或灭菌标准的特效实验操作,如各种 B-D 试纸。检测预真空灭菌器冷空气排出效果和饱和蒸汽的穿透效果以及漏气情况。③第3类:单一参数化学指示卡:用于灭菌过程中单一参数的测试,如气体浓度指示卡(EO、甲醛等)。④第4类:多参数化学指示卡:具有两个或以上关键参数(时间、温度、湿度、气体浓度、蒸汽饱和程度)。⑤第5类:综合参数化学指示卡:是一种专用于对各灭菌过程中规定范围内的所有参数起作用的指示卡,其设定值需达到灭活

值。⑥第 6 类：模拟化学指示卡：用于对各灭菌周期规定范围内的所有评价参数起作用的指示卡，其设定值以所选的灭菌程序设置值为依据。

放置要求依据 WS 310.3 - 2016 中 4.4.2.2.1 规定，应进行包外、包内化学指示物监测。具体要求为灭菌包包外应有化学指示物，高度危险性物品包内应放置包内化学指示物，置于最难灭菌的部位。如果透过包装材料可直接观察包内化学指示物的颜色变化，则不必放置包外化学指示物。根据化学指示物颜色或形态等变化，判定是否达到灭菌合格要求。其中 4.4.1.7 规定，按照灭菌装载物品的种类，可选择具有代表性的 PCD 进行灭菌效果的监测。由于外来医疗器械种类多、重量大，管腔类的放置管腔化学指示卡；器械多的重的应对角线分别放置；多层盒装的器械应每层放置化学指示卡，放置于器械的中央。

18. 如何进行外来医疗器械检查与保养？保养原则有哪些

答：应按照 WS 310 - 2016《消毒供应中心》规定要求进行。

（1）应采用目测或使用带光源放大镜对干燥后的每件器械、器具和物品进行检查。器械表面及其关节、齿牙处应光洁，无血渍、污渍、水垢等残留物质和锈斑；功能完好，无损毁。

（2）清洗质量不合格的，应重新处理；器械功能损毁或锈蚀严重，应及时维修或报废。

（3）带电源器械应进行绝缘性能等安全性检查。

（4）应使用专用的医用润滑剂进行器械保养。不应使用石蜡油等非水溶性的产品作为润滑剂。

保养原则：①环境整洁符合要求，物品齐全，人员着装规范符合要求；②外来医疗器械单独进行保养，根据外来医疗器械特点进行分类；③对装有铰链或有活动配件的器械在每次使用后都应进行保养;④遵循器械厂家说明书进行;⑤带电源器械或动力工具应根据说明书选择专用的润滑剂进行保养;⑥主要进行清洁度和功能的检查,器械表面无血渍、污渍、组织残留、水垢痕迹、锈迹等,功能应处于良好的备用状态,无缺损、无变形、无磨损等。

外来医疗器械清洗效果质量监测

1. 什么是清洗效果质量

答：清洗效果质量，是对清洗机器清洗性能及清洗后器械清洗质量的评价概括。包括使用专用的清洗效果测试物进行清洗设备性能的监测验证以及清洗质量的清洗效果评价。

2. WS 310-2016《消毒供应中心》对清洗效果质量监测的要求是什么

答：消毒供应中心应有专人负责质量监测工作，应定期对清洁剂、消毒剂、洗涤用水、润滑剂、包装材料等进行质量检查，检查结果应符合 WS 310.1 的要求。

（1）器械、器具和物品清洗质量的监测

1）日常监测：在检查包装时进行，应目测和（或）借助带光源放大镜检查。清洗后的器械表面及其关节、齿牙应光洁，无血渍、污渍、水垢等残留物质和锈斑。

2）定期抽查：每月应至少随机抽查 3～5 个待灭菌包内全部物品的清洗质量，检查的内容同日常监测，并记录监测结果。

3）清洗效果评价：可定期采用定量检测的方法，对诊疗器械、器具和物品的清洗效果进行评价。

（2）清洗消毒器及其质量的监测

　　1）日常监测：应每批次监测清洗消毒器的物理参数及运转情况，并记录。

　　2）定期监测：①对清洗消毒器的清洗效果可每年采用清洗效果测试物进行监测。当清洗物品或清洗程序发生改变时，也可采用清洗效果测试指示物进行清洗效果的监测。②清洗效果测试物的监测方法应遵循生产厂家的使用说明或指导手册。

　　（3）注意事项：清洗消毒器新安装、更新、大修、更换清洗剂、改变消毒参数或装载方法等时，应遵循生产厂家的使用说明或指导手册进行检测，清洗消毒质量检测合格后，清洗消毒器方可使用。

3. 监测外来医疗器械清洗效果质量常用的方法有哪些

　　答：应严格按照 WS 310.3 - 2016 清洗消毒及灭菌效果监测标准中 4.2.1 关于对医疗器械物品清洗质量监测的要求内容进行监测。外来医疗器械清洗效果质量已经引起有关专家和医院感染管理专家的高度重视。在医院消毒和医院感染管理的相关规范或标准中明确规定，使用后的医疗器械必须彻底清洗干净后再进行灭菌，任何残留在医疗器械上的有机物都会阻碍消毒灭菌因子的穿透，从而影响灭菌质量。监测器械质量应达光洁，无残留物质和锈斑。生物负荷达到安全水平，不会对工作人员及环境造成危害。清洗效果质量监测可分为两大类：一类是对清洗后器械、器具和物品所做的监测；另一类是对清洗设备的性能验证。监测外来医疗器械清洗效果质量的常用的方法有目测法、带光源放大镜法、ATP 生物荧光测试法、潜血实验法、蓝光实验法、蛋白残留测定法、细菌培养测试法等。清洗测试物和方法应具有快速、灵敏、精确、稳定、简便、可重复以及干扰物质影响少等特点。

4. 外来医疗器械目测法监测内容及其操作使用方法 ————

答：目测法在正常光线下，肉眼直接观察，根据检查的原则检查器械。对干燥后的每件器械、器具和物品进行检查。监测器械表面及关节等处是否存有有机物、无机物，有无锈斑、腐蚀等。器械表面及其关节、齿牙处应光洁，无血渍、污渍、水垢等残留物质和锈斑；功能完好，无损毁。清洗质量不合格的，有污迹、血迹应重新清洗；有锈迹，应除锈；器械功能损毁或锈蚀严重，应及时维修或报废。目测法即是凭借感官进行检查，也称观感质量检验，其方法可概括为"看、摸、敲、照"四个字：①看，就是根据质量标准要求进行外观检查，如器械表面是否有锈迹；②摸，就是通过触摸手感进行检查、鉴别，如器械是否平整、缺损；③敲，就是运用敲击工具进行音感检查，如对怀疑有损坏的器械进行敲击，听声音的变化；④照，就是通过人工光源或反射光照射，检查难以看到或光线较暗的部位，如管腔器械等。

5. 外来医疗器械清洗质量目测标准是什么 ————

答：①器械经过清洗后，外观应光洁如新，无任何残留物质，无血渍、水垢。②器械表面，包括关节和咬齿等处，不应有腐蚀斑点，如果出现黑色腐蚀斑点，应予以淘汰。③器械不应有任何锈渍，有锈渍的宜做除锈处理。对于一些难以处理的锈渍，可以用白纱布擦拭，如果白纱布擦拭没有被锈渍污染，则可以视为合格；相反，此器械应该重新清洗或予以淘汰。④器械关节灵活、表面光亮、无血渍、无锈迹等；咬合面咬合完整、松紧适合、对合整齐。⑤导管类，管腔内外清洁、干净，管腔内无异味。

6. 外来医疗器械带光源放大镜法监测内容及其操作使用方法

答：放大镜检查法，是借助手持式放大镜或带光源放大镜进行质量检查，适用于精密、复杂器械，清洗后，所有器械包括器械关节，咬合面清洁，针头无钩，玻璃器皿等必须未见任何外部污染，无污点或污膜，无明显的有机残留物。放大镜在检查清洗质量时，可以发现大于 50 μg 的污染物以及散落的血红蛋白，可用于检查器械清洗质量，其中不合格器械，重新重点清洗后消毒。方法：对清洁干燥后的器械用放大镜检查其表面及其关节、咬合面、边缘等洁净情况，右手持放大镜或调整带光源放大镜，使得镜头与视线平行（距离 250 px 为佳），左手拿着需要观看的物体对着光，慢慢靠近镜头，在移动被鉴定物体时候找最适合的观察位置。

7. 外来医疗器械 ATP 生物荧光测试法工作原理及其操作使用方法

答：外来医疗器械 ATP 生物荧光测试法原理是利用虫荧光素酶和荧光复合物与 ATP（存于体液、食品、有机物、微生物中）反应产生荧光，通过光电系统转变为读数，借此测量微生物或有机物残留在物品表面的程度。三磷酸腺苷（ATP）生物荧光检测法是一种快速检验方法，利用"荧光素酶—荧光素体系"快速检测三磷酸腺苷（ATP）。即利用荧光素酶在镁离子、ATP、氧的参与下，催化荧光素氧化脱羧，产生激活态的氧化荧光素，放出光子，产生560 nm 的荧光，而荧光强度与 ATP 的含量成正比，可间接反映微生物或有机物的含量。在裂解液的作用下，细菌裂解后释放的ATP 参与上述酶促反应。由于所有生物活细胞中含有恒量的ATP，用荧光检测仪可定量测定相对光单位值（RLU），所以 ATP

含量可以清晰地显示样品中微生物与其他生物残余的多少,因此得知细菌含量。

ATP 生物荧光测试法使用方法:开机待机自测结束,取出标准检测试管放置 15～20 分钟,恢复室温状态,从检测试管中取出浸湿的棉拭子,在采样物体表面往返涂擦 5 次(超过 100 cm^2 的采 100 cm^2,不足 100 cm^2 的全采);涂擦过程中注意旋转棉拭子,采样后将棉拭子放回检测试管,掰断阀芯,打开仪器检测仓盖,放入棉拭子,按"OK"键进行检测,检测时间 15 秒,读取监测仪数据,并记录数值。按照中国 CDC 消毒检测中心研究提供的评价标准 ≤2 000 RLU 为合格。

ATP 没有正常合格值,只有相对值,不同品牌 ATP 测试仪的测试合格值不同,无同一标准。ATP 仅可检测器械表面活菌,病毒介于本身结构,不含有 ATP(三磷酸腺苷),ATP 测试无法检测器械表面病毒数值。不适用于监测医疗器械表面污染物的清洗量,因无法检测到蛋白结构和糖类,并且使用化学消毒剂会对 ATP 测试结果造成干扰。

8. 外来医疗器械潜血实验测试法工作原理及其操作使用方法

答:外来医疗器械潜血实验测试法工作原理:利用血液血红蛋白中的含铁血红素有催化过氧化物分解的作用,能催化试剂中的过氧化氢,分解释放新生态氧,氧化原物质而呈色。呈色的深浅反映了血红蛋白多少,即血液的多少。

潜血实验测试法使用方法:①准备无菌溶液、无菌容器、注射器等物品;②使用无菌溶液冲洗待检测器械表面,管腔器械可使用注射器冲洗管腔内表面,使用无菌容器盛放冲洗液;③将潜血实验测试纸放置于冲洗液中湿润;④5 分钟内读取结果,将测试纸变化的颜色与标准变化颜色显示图进行比较,得出数值并记录。

隐血测试局限性:检测灵敏度低,只可检测出 5 mg/L 以上的血清铁含量;检测对象局限性:不适用于非血污染物的检测,不能够全面评估有机物的残留。只对血液敏感,干扰因素比较多,发生假阳性概率较高,经消毒剂浸泡的外来医疗器械不能进行测试。

9. 外来医疗器械残留蛋白测试法工作原理及其操作使用方法

答: 医院有机污染主要是血液、蛋白质,且血液中的主要成分为血红蛋白,因而残留蛋白质的测定是评价清洗效果的主要方法。在实际操作中,将清洗完毕的物品采样后测定残留蛋白质的量以评价物品的清洗效果。

残留蛋白测试法工作原理:蛋白质与 Cu^{2+} 反应生成 Cu^+,BCA(bicinchoninic acid)二辛可酸可与 Cu^+ 高度特异性结合,产生紫色反应物。该反应物在 562 nm 光谱处有最大吸光值,并与蛋白浓度成正比,通过标准样品曲线,可进而计算未知蛋白样品的浓度。该反应蛋白质链本身对蛋白质构象结构的依赖性较小,因此如果蛋白质被清洁和消毒过程变性或破坏,它会独立地显示蛋白质的存在。蛋白残留的三种方法:IOS 15883 - 5 提供的测试蛋白质的方法有茚三酮法、双缩脲法、OPA 法。

残留蛋白测试法需配套残留蛋白培养阅读器,可量化输出残留蛋白具体数值,使用高分子强吸附性拭子,培养阅读器培养温度 60 ℃,培养时间 10 分钟。培养温度监测至少每年进行温度校准,培养温度误差值(60±2) ℃。

(1)残留蛋白测试法使用方法

1)准备垫巾,将检测后的器械放在垫巾上。

2）取样：取出拭子，滴 2 滴湿润液在拭子表面，让器械接触湿润液，滴完后立即盖上湿润液瓶盖；擦拭器械表面。建议擦拭 1 cm^2 的区域对手术器械的作用部位或难以清洗的部位（如关节、齿牙）进行取样。涂抹后，建议最长放置时间：3 小时，反应溶液激活后，建议最长放置时间 5 分钟。

3）激活反应溶液：将拭子插入反应溶液中，溶液变为绿色；随即提拉拭子（拭子不在溶液中），上下摇晃 10 秒左右。

4）混样：将拭子再次插入反应溶液中，上下摇晃；提拉后（拭子不在溶液中），稍作上下摇晃后，放置培养器进行培养。

5）培养：60 ℃，培养 10 分钟后，可肉眼观察残留量，也可通过蛋白残留培养阅读器，培养 60 ℃、10 分钟定量输出测试结果。OK（绿色）——清洁，无须进一步处理；Warning！（灰色）——需重新清洗；x/xx（紫色）——需重新清洗并重新进行蛋白残留测试。

测试结果评价：合格值为 1 μg/cm^2；十二指肠镜和结肠镜蛋白测试合格值为 0.87～1.17 μg/cm^2；英国标准整面器械取样（包括非手术作用部位）为合格值 5 μg/cm^2。

6）有器械检测完成后，使用浸润乙醇的纱布擦拭蛋白检测区域以及经过蛋白残留测试的手术器械。

（2）测试样品准备注意事项

1）检查蛋白培养阅读器电源线是否连接。

2）通电设备进行预热，让设备自动检查培养槽状态。

3）检查设备打印纸是否充足。

4）调阅设备最近 3 次检测记录，检查设备打印功能。

5）检查蛋白测试棒的有效期和存储条件。

6）确认蛋白测试棒数量。

（3）蛋白残留培养阅读器注意事项

1）放置蛋白残留培养阅读器包装区 220 V 电压插口附近，寻找平整台面（如打包台或放置生物阅读器台面）放置设备。

2）连接电源线，设备升温至 60 ℃的时间约为 25 分钟。

3）插入自带温度探测器，实时大致了解升温剩余时间。

4）打印最近 3 次检测信息，可作为样品展示。

（4）蛋白残留测试法注意事项

1）在进行测试时如测试器械数量较多，可先使用灭菌记号笔在测试棒身上标记，随后在蛋白培养阅读器的打印结果的背面标记测试棒身上信息。

2）在记录本上登记打印记录信息和打印结果背面标记，并确认器械名称。

3）确保蛋白残留测试棒不受污染，在使用前，勿取出拭子、勿用手接触拭子、不可重复使用；勿让测试棒反应液冻结。

蛋白残留测试法优点：操作简便易于采样、灵敏度（高蛋白残留检测精度为 0.1 μg）、试剂稳定性好、抗干扰能力强、不受清洗剂残留物影响。蛋白残留检测是最常用的器械清洗质量检测方式。缺点是活菌计数测试无法反映器械上非活性有机物的污染程度，不应使用活菌计数检测的方法进行清洗效果测试。目视检查无法实际反映出器械表面血液、组织和清洗残留物。

10. 外来医疗器械细菌培养技术测试法工作原理及其操作使用方法

答：细菌培养技术测试法工作原理：在无菌操作条件下，根据待测试培养基选择合适的培养时间及温度，培养结束后观察统计菌落数。

培养基是供细菌生长用的，由人工方法将多种营养物质根据各种细菌的需要而组合成的混合营养基质。培养基的基本成分有营养物质、凝固物质、抑制剂和指示剂。常用的营养物质有：蛋白胨、肉浸液、牛肉膏、各种糖类、血液、无机盐、鸡蛋和动物血清、生长因子等。最常用凝固物质为琼脂,100 ml 培养基中加入 2～2.5 g 琼脂可制成固体培养基;100 ml 培养基中加入 0.3～0.5 g 琼脂可制成半固体培养基。有时也使用明胶、卵白蛋白、血清等作为赋形剂。常用的抑制剂有胆盐、煌绿、玫瑰红酸、亚硫酸钠、亚硒酸钠、一些染料和某些抗生素。培养基中加入的指示剂有酚红、中性红、甲基红、酸性复红、溴甲酚紫、溴麝香草酚蓝等酸碱指示剂和亚甲蓝作为氧气指示剂。根据其形状分为固体、液体和半固体培养基;按用途可分为基础培养基、增菌培养基、选择培养基、厌氧培养基、鉴别培养基等;按成分可分为合成培养基和天然培养基。

(1)细菌的培养方法

1)普通培养法:普通培养法是指需氧菌或兼性厌氧菌等在普通大气条件下的培养方法,又称需氧培养法。若用明胶培养基培养细菌,应在 22 ℃培养。

2)二氧化碳培养法:某些细菌,如脑膜炎奈瑟菌、布鲁菌等在初分离时,需在 5%～10%二氧化碳环境中才能良好生长。二氧化碳培养方法有以下几种:二氧化碳培养箱、烛缸法、化学法。

3)厌氧培养法:常用方法有厌氧罐法、气袋法和厌氧手套箱等。大多数厌氧菌的初代培养生长较慢,故厌氧培养在 37 ℃至少应培养 48 小时。如疑为放线菌则应延长 72～96 小时。

(2)细菌培养技术测试法的使用方法

1)物品准备:规格板内径为 5 cm×5 cm。

2)打开无菌棉签,消毒采样管口后取下管塞,将无菌棉签放入无菌生理盐水中浸湿并取出。

3)在规格板内横竖往返各涂 5 次,并转动棉签,小件物体则涂抹物体全部表面采样。

4)将棉签放入采样管中折断至手接触部位,并消毒试管口后盖紧试管塞。

5）及时送细菌室检测，待培养结果出来进行记录。

11. 如何提高外来医疗器械清洗效果质量

答：外来医疗器械的清洗质量是保障灭菌质量的基础，经过清洗、消毒、干燥处理的器械物品应达到清洗质量的合格标准。清洗质量的合格的标准应包括器械表面及其关节、锯齿部、锁扣及管腔应光洁，无血渍、污渍、水垢等残留物质和锈斑；功能完好，器械咬合位置闭合良好、无毛刺或缺口、无裂缝和损毁。

依据 WS 310.2 - 2009 及 WS 310.2 - 2016 等规范，在回收外来医疗器械时应仔细检查核对器械的功能、数量、污染程度，将已损坏的器械分拣出避免进一步损伤。根据不同类别的器械进行分类，将器械分为手工清洗、机械清洗，首选机械清洗方法，机械清洗时将外来医疗器械整齐排列于清洗筐内，关节尽量打开，可拆卸的部分应拆卸清洗，钢板、螺钉等细小物品应使用带盖的清洗网篮清洗，超大超重器械可视情况分网篮盛装进行清洗。视器械污染程度可增加浸泡及手工刷洗；管腔类器械应使用超声清洗机超声清洗，部分器械如电池等不能接触水，应根据说明书进行擦拭清洗消毒。随后根据清洗流程冲洗、洗涤、漂洗、终末漂洗等步骤将器械清洗干净，待器械消毒、充分干燥后转运至检查包装区等待包装。

清洗操作注意事项如下。

（1）回收外来医疗器械时应做好核对工作，认真检查器械的功能完好性。

（2）将污染程度严重、管腔器械、结构复杂的器械增加浸泡、手工清洗、超声清洗或延长清洗设备清洗时间。

（3）特殊器械应根据厂家说明书进行清洗，加强相关工作人员的培训,严格按照清洗流程进行操作。

12. 首次接收外来医疗器械时如何进行清洗消毒效果测试

答:首次接收的外来医疗器械必须已通过设备科或医疗科的审核许可,做清洗效果测试前应按照相关的法规及科室工作制度要求外来医疗器械厂家提供器械及植入物的配置清单及清洗消毒说明书。首次接收的外来医疗器械清洗消毒灭菌效果测试应在一周内完成,厂家应提前将器械送至消毒供应中心。消毒供应中心根据产品说明书评估是否有能力清洗消毒该外来医疗器械,评估合格后才可进行清洗流程。随后按照科室制定的清洗流程进行清洗,有条件时可进行外来医疗器械首次清洗参数测试,先选择最难清洗的器械进行布点,然后通过实时监测布点器械清洗过程中温度、压力的变化,可直接判断测试器械清洗参数是否达到厂家提供的参数要求;也可通过清洗后的质量检查,采用目测、ATP 生物荧光测试法、潜血实验测试法、残留蛋白测试法等多种方法进行评估,结合清洗消毒器的物理监测,判断该器械清洗消毒测试是否合格,合格后方可移交包装间进行包装,若不合格需查找原因,调整清洗参数重新清洗直至合格。

13. 外来医疗器械清洗质量不达标表现有哪些?如何进行处置

答:外来医疗器械清洗质量不达标表现为:器械表面及其关节、锯齿部、锁扣及管腔有血渍、污渍、水垢等残留物质和锈斑;功能受损,器械咬合位置闭不合、关节打开僵硬、锁扣打开不顺滑、器械头端有毛刺或缺口、裂缝和损毁、管腔器械弯曲、带电器械表面镀层损坏有漏电现象、动力器械运转不灵活。生物负荷达不到安全水平,对工作人员及环境造成危害。

　　如发现清洗质量不合格的外来医疗器械不得包装,须重新进行清洗。针对血渍、污渍、水垢等应手工刷洗后再按照清洗程序重新清洗;有锈的外来医疗器械应除锈,器械功能损毁或锈蚀严重应及时维修或报废。器械关节应确保干燥,必要时增加人工润滑。带电器械表面镀层损坏或橡胶老化可影响器械使用,造成损坏的原因可能是去污温度过高、干热、氧化的影响,使用不合适的消毒剂等,应重新阅读说明书,寻找新的处理方法。

14. 清洗外来医疗器械清洗消毒器定期监测的要求是什么

　　答:按照 WS 310.3 - 2009 规定,需对清洗消毒器及质量进行监测。对清洗消毒器的清洗效果可每年采用清洗效果测试指示物进行监测或电子记录装置。当清洗物品或清洗程序发生改变时,也可采用清洗效果测试指示物进行清洗效果的监测。监测方法应遵循生产厂家的使用说明或指导手册;监测结果不符合要求,应遵循生产厂家的使用说明或指导手册进行检测,清洗消毒质量检测合格后,清洗消毒器方可使用。清洗消毒器新安装、更新、大修、更换清洗剂、改变消毒参数或装载方法变化等时,应遵循生产厂家的使用说明或指导手册进行检测,清洗消毒质量检查合格后,清洗消毒器方可使用。

　　清洗消毒器定期监测要求如下。

　　(1)每日监测每批次清洗消毒器的物理参数及运转情况,并记录。

　　(2)定期监测作为日常监测的有效补充,定期监测清洗消毒器的清洗效果,可每年定期采用清洗效果测试物进行监测。

　　(3)使用清洗效果测试指示物对清洗设备的性能进行监测和校验,操作方法和结果判定应遵循生产厂家的使用说明或指导手册。

（4）进行定期监测应选择符合清洗消毒设备功能的清洗效果测试指示物。

（5）应结合清洗消毒设备厂商的要求进行设备效能的效验。

（6）监测结果不符合要求的应结合设备打印记录综合分析。清洗消毒设备循环不符合标准的,视为清洗失败,清洗设备应停止使用,设备循环参数符合标准,但监测结果不符合标准,查找原因予以纠正。

15. 外来医疗器械清洗质量日常监测的内容有哪些

答：外来医疗器械应根据产品说明书,结合器械材质、结构、功能与精细程度,选择正确的清洗消毒方式,并严格按照 WS 310.3－2016 清洗消毒及灭菌效果监测标准中 4.2.1 条关于对医疗器械物品清洗质量监测的要求内容做好清洗质量监测,分析影响清洗效果的因素,进而采取相应的清洗效果质量的监测方法,以确保清洗质量完全合格。WS 310.3－2016 4.2.1.1 要求日常监测在检查包装时进行,应目测和（或）借助带光源放大镜检查。清洗后的器械表面及其关节、齿牙应光洁,无血渍、污渍、水垢等残留物质和锈斑。

（1）目测法：是清洗效果评价的第一步。常规光线下,肉眼直接观察。器械的表面及其关节、锯齿部、锁扣及管腔应光洁,无血渍、污渍、水垢等残留物质和锈斑;功能完好,无毛刺或缺口,无裂缝和损毁。清洗质量不合格的器械不得包装,须重新进行清洗;有锈迹器械应除锈,器械功能损毁或锈蚀严重者,应要求厂家维护或更换。

（2）放大镜检查法：借助手持式放大镜或带光源放大镜进行质量检查。所有器械要求清洗后在正常或正常矫正视力下用 10 倍放大检查必须未见任何外部污染、污点或污膜,无明显的有机残留物。

16. 外来医疗器械清洗质量日常监测的内容与要求有哪些

答：外来医疗器械清洗质量日常监测内容有：器械的表面、器械的齿牙、器械的关节处、器械的锁扣处及器械的管腔。

监测要求：①器械表面光洁、无水垢、无污渍、无锈迹、无血迹。②器械齿牙闭合完整，无缝隙、无错裂。③器械的关节处：无锈迹，无缺口，无血渍、污渍、水垢等残留物质。④器械的锁扣：无松动、无缺口、无污渍残留。⑤器械的管腔：无血污、污渍、水垢等残留物质，管腔内部通畅。

外来医疗器械灭菌及灭菌质量监测

1. WS 310–2016 中有关灭菌质量监测的要求有哪些

答：①对灭菌质量采用物理监测法、化学监测法和生物监测法进行监测，监测结果应符合本标准的要求。②物理监测法不合格的灭菌物品不得发放；并应分析原因进行改进，直至监测结果符合要求。③包外化学监测不合格的灭菌物品不得发放，包内化学监测不合格的灭菌物品不得使用。并应分析原因进行改进，直至监测结果符合要求。④灭菌植入型器械应每批次进行生物监测。生物监测合格后方可发放。⑤对生物监测不合格发放的外来器械进行召回处理，进行质量追溯分析，并进行整改。

2. 消毒供应中心外来医疗器械灭菌的方法有哪些？原理是什么

答：外来医疗器械及植入物应遵循厂商说明书推荐的参数选择适合的灭菌方式，并在首次灭菌时已完成测试确认，以确保器械灭菌的合格率可以达到 100%。主要灭菌方法有压力蒸汽灭菌、环氧乙烷灭菌、过氧化氢低温等离子灭菌。耐湿热的外来医疗器械应首选压力蒸汽灭菌，不耐湿热的外来医疗器械选择低温灭菌。

（1）压力蒸汽灭菌：预真空压力蒸汽灭菌器是利用机械抽真

空的方法,使灭菌柜室内形成负压,在密闭的压力蒸汽灭菌器内不存在冷空气的条件下,通过饱和蒸汽与物品充分接触过程中放出的潜伏热来加热被灭菌物品来杀灭微生物。

(2) 环氧乙烷灭菌:环氧乙烷是一种广谱灭菌剂,可在常温下杀灭各种微生物,包括芽孢、结核杆菌、细菌、病毒、真菌等。环氧乙烷(EO)可以与蛋白质上的羧基(—COOH)、氨基(—NH$_2$)、硫氢基(—SH)和羟基(—OH)发生烷基化作用,造成蛋白质失去反应基因,阻碍蛋白质的正常化学反应和新陈代谢,从而导致微生物死亡。适用于不耐热、不耐湿的诊疗器械、器具和物品的灭菌,不适用于液体、油脂类、滑石粉等的灭菌。

(3) 过氧化氢低温等离子灭菌:在灭菌过程中利用过氧化氢气体的弥散成等离子体状态,作用于细菌的酵素、核酸、蛋白质,破坏其新陈代谢从而达到使医疗器械和手术器械上的多种微生物失去活性,从而达到灭菌目的。主要是通过含氧的等离子体工作物质被充填或汽化扩散至容器内整个空间后,当容器器壁与位于容器中心轴线上的金属冷却电极之间加上高频电压后,扩散在容器中的等离子体工作物质在高频电场的作用下,其中一部分被解离为带电粒子,形成等离子体、羟自由基以及紫外线,对细菌或病毒产生强烈的相互作用,并由此构成了全方位对细菌或病毒的杀灭环境,特别是羟自由基可以同几乎所有能形成有生命细胞的分子起反应,根据分子生物学的观点,细菌和病毒是带电的,正常细胞膜上的电荷有助于细胞对营养物质的吸收,但是当细菌或病毒细胞受到带电离子的作用时,其上的电荷分布受到破坏,就直接影响细菌或病毒细胞的生理活动和新陈代谢,最终导致死亡,植入物禁止使用此灭菌方法灭菌。

3. 外来医疗器械压力蒸汽灭菌前安全检查内容有哪些

答:(1) 灭菌器压力表处在"0"的位置。

（2）记录打印装置处于备用状态。

（3）灭菌器柜门密封圈平整无损坏,柜门安全锁有效。

（4）灭菌柜内冷凝水排出口通畅,柜内壁清洁。

（5）电源、水源、蒸汽、压缩空气等运行条件符合要求。

4. 外来医疗器械灭菌的操作原则是什么

答：外来医疗器械首选压力蒸汽灭菌。预真空压力蒸汽灭菌器,配有真空泵,在通入蒸汽前先将内部抽成真空,形成负压,以利蒸汽穿透。在压力 205.8 kPa 时,温度达 132～134 ℃,4 分钟即可灭菌。

操作原则：

（1）灭菌包不宜过大过紧(体积不应大于 30 cm×30 cm×30 cm),灭菌器内物品的放置总量不应超过灭菌器柜室容积的85%。各包之间留有空隙,以便于蒸汽流通、渗入包裹中央,排气时蒸汽迅速排出,保持物品干燥。

（2）盛装物品的容器应有孔,若无孔,应将容器盖打开。

（3）布类物品放在金属、搪瓷类物品之上。

（4）被灭菌物品应待干燥后才能取出备用。

（5）随时观察压力及温度情况。

（6）注意安全操作,每次灭菌前,应检查灭菌器是否处于良好的工作状态。

（7）灭菌完毕后减压不要过猛,压力表回归"0"位后才可打开盖或门。

5. 外来医疗器械的灭菌标识应包含哪些内容

答：外来医疗器械灭菌标识包括灭菌日期、失效日期、手术医生信息、手术房间信息、患者信息、住院号、是否含植入物、器械包数量、公司信息、接收者、包装者、灭菌者以及灭菌器编号及批次。

6. 外来医疗器械商提供的灭菌说明书应包含哪些内容

答：外来医疗器械商提供的灭菌说明书应包括清洗、消毒、包装、灭菌方法与灭菌参数。

7. 外来医疗器械首次接收应该怎样做好灭菌验证

答：首次接收外来医疗器械应根据厂商提供的说明书对外来医疗器械及植入物进行灭菌参数有效性测试及湿包检查。

（1）灭菌参数测试

1）采用温度压力检测仪监测温度、压力和时间等参数。

2）根据即将运行的灭菌程序，在检测软件中输入待检测的灭菌温度和时间等灭菌参数，将温度和压力探头的记录器放置在数据交换器上激活，使其进入工作状态。

3）将温度和压力探头置于最难灭菌部位。

4）检测时多方位布点，包内放置化学指示物和生物指示物。

5）灭菌程序结束后取出温度和压力探头，读取结果并记录。

6）灭菌程序结束后取出化学指示物观察变色是否合格，取出生物指示物做培养，并确认培养结果是否合格。

（2）湿包检查：灭菌后冷却时间不少于30分钟，肉眼观察包外是否存在潮湿、水珠等现象；打开灭菌包，观察包外是否存在潮湿、水珠等现象。也可用称重法对比灭菌包灭菌前后的重量变化，判断有无湿包。判断标准参考 GB 8599 干燥度测试：灭菌后金属器械包重量负载不超过灭菌前的 0.2%，敷料包不超过灭菌前的 1%。

8. 外来医疗器械灭菌程序与普通手术器械灭菌程序有哪些不同之处

答：（1）外来医疗器械应选择厂商说明书推荐并经首次灭菌测试确认过的灭菌方式及灭菌参数。

（2）外来医疗器械灭菌操作流程及步骤参照 WS 310.2 - 2016 的要求及设备厂商说明书的要求严格执行。

（3）耐湿热的外来医疗器械首选压力蒸汽灭菌；不耐湿热的外来医疗器械选择低温灭菌。

（4）超大、超重的外来医疗器械、植入物进行灭菌时，所执行的灭菌方法和参数应与首次灭菌测试确认的结果一致。

9. 外来医疗器械灭菌装载的原则是什么

答：（1）灭菌装载应利于灭菌介质穿透。

（2）应使用灭菌层架装载，包与包之间留有空隙。

（3）平整、有序摆放，不碰壁、不堆叠。

（4）选择合适的 PCD 进行灭菌效果监测，植入物应每批次进行生物监测。

（5）灭菌器的装载量不得超过柜室容积的 90%，同时预真空和脉动真空压力蒸汽灭菌器的装载量又分别不得小于柜室容积的 10% 和 5%，以防止"小装量效应"，残留空气影响灭菌效果。

10. 外来医疗器械灭菌测试包应该怎样放置

答：（1）B-D 测试包水平放于灭菌柜内灭菌车的前底层，靠近柜门与排气口底前方，柜内除测试包外无任何物品；134 ℃，3.5～4 分钟后，取出 B-D 测试纸观察颜色变化，均匀一致变色，说明冷空气排除效果良好，灭菌锅可以使用；反之，则灭菌锅有冷空气残留,需检查 B‐D 测试失败原因,直至 B‐D 测试通过后灭菌器方能使用。

(2) 按照 WS/T 367 的规定,含嗜热脂肪杆菌芽孢生物标准生物测试包应放置于灭菌器排气口的上方或生产厂家建议的灭菌器内最难灭菌的部位,且灭菌器应处于满载状态。生物测试包应侧方,若体积大时可平放。

(3) 化学测试包放置于灭菌器排气口的上方。

11. 外来医疗器械为什么要做生物培养

答:外来医疗器械是进入人体组织内的,做生物培养是为了防止交叉感染,保障患者的安全。所以根据中华人民共和国卫生行业标准,医院消毒供应中心第 3 部分:清洗消毒及灭菌效果监测标准规定:植入物灭菌应每批次进行生物监测。生物监测合格后,方可发放。

12. 外来医疗器械生物监测有哪些原则

答:根据中华人民共和国卫生行业标准,医院消毒供应中心第 3 部分:清洗消毒及灭菌效果监测标准里规定,生物监测的原则如下。

(1) 应至少每周监测一次,监测方法遵循附录 A 的要求。

(2) 紧急情况灭菌植入物时,使用含第 5 类化学指示物的生物 PCD 进行监测,化学指示物合格可提前放行,生物监测的结果应及时通报使用部门。

(3) 采用新的包装材料和方法进行灭菌时应进行生物监测。

(4) 小型压力蒸汽灭菌器因一般无标准生物监测包,应选择灭菌器常用的、有代表性的灭菌物品制作生物测试包或生物 PCD,置于灭菌器最难灭菌的部位,且灭菌器应处于满载状态。

生物测试包或生物 PCD 应侧放,体积大时可平放。

(5) 采用快速程序灭菌时,应直接将一支生物指示物,置于空载的灭菌器内,经一个灭菌周期后取出,规定条件下培养,观察结果。

(6) 生物监测不合格时,应遵循相关规定。

在做完生物监测后,所有的信息,包括日期、使用科室、是否使用植入物、植入物的名称、所做监测的结果、做监测者及监测结果核对者的签字,以及配套植入物的领取者都会在单子上有显示,并且留存、备案。

13. 外来医疗器械生物监测试剂该如何操作

答:生物指示剂是由嗜热脂肪杆菌芽孢片,培养基及塑料外壳组成。通过酶活性的灭活与否,反应嗜热脂肪杆菌芽孢是否存活,从而判断压力蒸汽灭菌结果。生物指示剂在使用时要检查有效期,然后取一个放入监测包内,盖帽朝向自己。将生物监测包放在灭菌架正对排气口上方。灭菌结束后,要冷却半小时取出生物监测包,佩戴防护镜和手套,打开监测包,用手指拿住盖帽将盖帽按下,放在桌面冷却 10 分钟以上。用专用的夹子将试剂用力夹碎,并在桌面上轻敲让培养液充分浸没菌片。同时取出一个同批次号,未灭菌的生物指示剂做对照,一起放入培养箱中。当结果出来,若结果不合格要立即查找原因。观察结果合格后,将使用后的阳性对照管经灭菌后与试验管一同丢入黄色医疗垃圾袋中。

14. 外来医疗器械灭菌时应检查哪些方面

答:(1) 灭菌前需进行安全检查,包括电源、水源、蒸汽、压缩空气、设备仪表、显示器、打印装置、密封圈是否完好、灭菌柜内冷凝水排出口通畅情况,全部达标后方可开始灭菌。

（2）装载前评估待灭菌物品性质，选择正确的消毒灭菌方法。同时核对外来医疗器械每包器械包外是否有物品名称、检查打包者姓名、灭菌器编号、批次号、灭菌日期、失效日期和厂家名称。

（3）外来医疗器械的硬质容器和超大超重包装在灭菌时，应遵循厂家提供的灭菌参数。外来医疗器械在装载的时候要用转移的灭菌架，灭菌包之间留间隙，利于蒸汽进入和冷空气排出。灭菌时将同一材质的器械，放于同一批次进行灭菌。

（4）压力蒸汽灭菌器在灭菌操作的时候要注意随时观察并记录灭菌器的温度、压力和时间等灭菌参数的变化和设备运行的情况。

（5）装载待灭菌过程中，如出现设备意外报警或故障，立即停止操作，及时检查并报修。

15. 如何判断外来医疗器械包是否发生湿包

答：湿包的定义：经灭菌和冷却后，肉眼可见包内或包外存在潮湿、水珠等现象的灭菌包。

灭菌前后敷料包重量增加不超过为 1%，同时没有可见潮湿。金属器械包为 0.2%，同时没有可见的潮湿，不符合以上要求的物品为"湿包"。若只是在物品包装外有明显的水渍和水珠，手感潮湿，物品重量增加，称为包外湿包。一旦器械包湿包，那么就视为污染包，因为水分子能够穿破无菌包装的生物屏障，成为微生物的载体，造成包内无菌器械的污染。所以湿包不能作为无菌物品储存。因此，在无菌间，工作人员在操作中要加强湿包问题的检查，灭菌器械在冷却 30 分钟后卸载时应检查每包器械是否有湿包。

16. 外来医疗器械灭菌后发现湿包后该怎样处理

答：湿包本身是无菌无害的，但冷凝水润湿了包装后，会对包装材料形成液体通道，给细菌更好的侵入，增加了包装内容物被污染的可能性。所以外来医疗器械在卸载时若发现湿包，那么视为污染包，不能储存发放。应查找原因重新灭菌处理，并进行记录和分析原因，才能保证医院的灭菌物品达到100%的合格率。湿包发生的原因有以下几种：干燥时间不足、物品冷却时间未达到30分钟、物品体积过大、包装过紧或过松，包与包之间未留间隙、灭菌物品紧贴锅的内壁、蒸汽发生器加水控制系统故障，超出水位控制线，使输入的蒸汽水分含量过高、灭菌器性能的维护及保养不当等。对于湿包的原因，要改进分析。灭菌前器械要彻底干燥、包装要正确。灭菌后的物品质量要正确评估。要严格正确操作规范，每日检查灭菌器的性能是否完好，冷凝水排出管道是否通畅，降低湿包率的发生。

17. 如何减少外来医疗器械湿包现象的发生

答：现在压力蒸汽灭菌器因安全、高效、灭菌效果可靠等诸多优势，成为目前医疗机构应用最广泛的灭菌方式之一。主要是耐高温、耐高湿的医疗器械及敷料的灭菌。所以出现湿包的概率也增加了。当蒸汽遇到冷的物品会迅速释放热能，冷凝成小水滴。在一般情况下这些冷凝小水滴会在灭菌过程中排出，不会对最终灭菌器械产生影响。但是灭菌结束后若冷凝水没有从灭菌物品内完全蒸发掉，所以会造成湿包。这不仅影响了灭菌物品的周转效率，还浪费了人力、物力与资源。所以我们要查找湿包的原因，认真填写记录表、及时分析改进，控制湿包率的发生。湿包的主要原因是人为因素，其次是设备因素。工作人员在选择不同的包装材料时,必须要对灭菌过程、灭菌参数进行适应性验证,建立与包装材料配套的工艺参数,尽可能地发挥包装材料的优势,提高灭菌成功率。根据中华人民共和国卫生行业标准,医院消毒供应中心第 2 部分:清洗消毒及灭菌技术操作规范里面有提到,无菌物品卸载时,从灭菌器卸载取出的物品,冷却时间要大于 30 分钟。在冷却的过程中,灭菌完成的物品要远离通风口及空调口。设备因素中,疏水阀出现故障时,在干燥过程中排水管路中的水回流至内室,造成湿包。操作人员应每天使用前检查内室排水口及相应管路是否通畅,及时排除滤网上的异物,防止堵塞。人为因素中,加强工作人员的技术操作规范,严格装载要求和了解压力蒸汽灭菌器的原理与性能。外来医疗器械包不可超大超重,使用常规参数。灭菌包的体积不可超过 30 cm × 30 cm × 50 cm,器械包重量不超过 7 kg。配包方法要正确,篮筐内器械不可过密,包装方式不可过度紧压。在装载的时候,不可过度装载,包与包之间要留有间隙,以便达到良好的干燥效果。灭菌完成后,应在卸载门打开 5～10 分钟后、内室温度降低至 80 ℃ 以下再将灭菌物品拉出。无菌物品的储存环境也要达标,温度低于 24 ℃,相对湿度低于 70%,换气次数为 4～10 次/时,物品存放架应距地面高度≥20 cm,距离墙≥5 cm,距离天花板≥50 cm。要选择透气性好、开放式的存放架。加强湿包质量环节控制的管理,这样才能有效地控制湿包的发生率,减少外来医疗器械湿包的发生。

18. 停水、停电、停蒸汽等应急状态时如何处理外来医疗器械

答:(1) 停水的应急预案

1) 当外来医疗器械遇到停水,导致器械无法正常清洗、灭菌等工作的时候。工作人员应当立即汇报给有关管理人员和部门,

及时查找停水的原因,尽快恢复供水。

2)若接到停水的通知,要立即告知科室的相关人员,通知器械厂家,优先处理急需物品及重要物品。同时做好储水的准备,保证急诊,重要器械的清洗,立即与手术室等重要科室进行沟通,以协调工作的进行。

3)突然停水,要立即通知维修部门,使水龙头处于关闭状态。以防止来水造成泛水和浪费。

4)启用常规储存用水,立即组织、调整、联系水源,保障供给。

5)如果短时间内不能供水,应及时联系外院,并及时做好无菌物品的转运、消毒的各项准备工作。

(2)停电的应急预案

1)当外来医疗器械遇到停电,应立即通知水电班来维修,查找原因,尽快恢复电源。

2)若接到停电的通知,立即告知科内相关人员,通知器械厂家,优先处理科室重要物品和急需物品,并通知相关科室调整手术和治疗时间。

3)汇报相关部门,立即联系调整、组织可供电源,保障供给。

4)关闭仪器设备,防止突然来电,损坏仪器。

5)常备应急灯、手电等照明用品,启用常规储存,包装正常供应。

6)如果短时间内不能恢复供电,应及时联系外院,并及时做好无菌物品的转运、消毒的各项准备工作。

(3)停蒸汽的应急预案

1)当外来医疗器械突然停蒸汽,应立即通知供汽中心。

2)接到停气通知,立即告知科内相关人员,通知器械厂家,并通知相关科室调整手术和治疗时间。

3)向相关部门汇报,联系、调整组织可供电源,保证供给。

4)影响较大时,需向上级部门汇报。

　　5）根据灭菌物品情况调整灭菌方式。

　　6）如果短时间内不能恢复供气,应及时联系外院,并及时做好无菌物品的转运、消毒的各项准备工作。

19. 外来医疗器械灭菌结束后卸载的流程是什么

　　答：（1）从灭菌器中取出灭菌柜架或容器,放置于无菌冷却区域,或自动卸载区域冷却。

　　（2）压力蒸汽灭菌物品不能有湿包（灭菌物品含水量不超过3%）;灭菌包放置在远离空调或冷空气入口的地方冷却,冷却过程中不可徒手触碰灭菌物品,灭菌包未完全冷却前,不要放在冷台面上,以防产生冷凝水,造成湿包。

　　（3）检查灭菌包的完整性、干燥情况,如有破损、湿包应视为灭菌失败。

　　（4）灭菌包掉地,或误放不清洁处,或沾有水液,应视为污染。

　　（5）检查化学指示胶带变色情况,未达到标准要求或可疑时,应重新灭菌处理。

　　（6）每批灭菌处理完成后,应按流水号记录,其内容包括灭菌包的种类、数量、灭菌器锅号、锅次、灭菌程序、灭菌温度、灭菌时间、灭菌日期、操作者等并存档。

　　（7）冷却后的灭菌物品存放于灭菌物品存放处。

20. 针对超大、超重的外来医疗器械包应怎样灭菌

　　答：（1）器械公司应提供器械的灭菌方式和灭菌循环参数。

　　（2）根据器械材质进行分类灭菌,耐高温的器械应采用压力蒸汽灭菌,不耐高温的可以用低温灭菌。

　　（3）应进行物理、化学和生物监测以证实灭菌效果和避免湿包。

　　（4）对于超重和超大包裹应采用延长灭菌循环参数。

21. 外来医疗器械生物监测不合格应怎样处理

答：（1）应通知使用部门停止使用，并召回上次监测合格以来尚未使用的所有灭菌物品，重新处理。同时应书面报告相关管理部门，说明召回的原因。

（2）相关管理部门应通知使用部门对已使用该期间无菌物品的患者进行密切观察。

（3）分析不合格的原因，应检查灭菌过程的各个环节，查找灭菌失败的可能原因，并采取相应的改进措施后，重新进行生物监测3次，合格后该灭菌器方可正常使用。

（4）应对该事件的处理情况进行总结，并向相关管理部门汇报。

22. 外来医疗器械化学监测不合格应怎样处理

答：化学监测观察包外、包内化学指示物的变色是否合格，观察化学 PCD 是否合格。包外化学指示物、化学 PCD 监测不合格的物品不得发放，包内化学监测不合格的灭菌物品和湿包不得使用，并应分析原因进行改进，直至监测结果符合要求。

23. 外来医疗器械物理监测不合格应怎样处理

答：物理监测主要是监测灭菌过程的温度、压力、时间等关键参数。灭菌过程中和灭菌循环结束后，观察物理参数是否合格，打印监测数据，记录可追溯。物理监测不合格的灭菌物品不得发放，并应分析原因进行改进，直至监测结果符合要求。

24. 外来医疗器械的灭菌质量控制应记录哪些内容

答：灭菌效果监测操作流程及步骤参照 WS 310.3 - 2016 的

要求及设备厂商说明书的要求执行。首先在灭菌质量监控表上填写灭菌锅次、物品名称、数量、灭菌开始及结束时间、物品保质期;登记物理监测记录灭菌器运行过程中的物理参数;化学监测观察包外、包内化学指示物的变色;生物监测做阳性对照试验;将以上物理、化学、生物打印监测的数据、化学指示卡、生物培养结果及其相对应的标志贴于监测记录表上,并签字。

25. 外来医疗器械在灭菌过程中出现灭菌失败该怎样处理

答:(1)一旦出现外来医疗器械灭菌失败,应立即停止使用该灭菌器,并马上确认该锅号及批次全部物品的流向,上报。

(2)迅速停止发放该锅号批次的所有灭菌物品,积极分析原因并对事件发生过程及环节分析的过程进行详细记录并归档备查,所有器械重新处理。

(3)检查每次的物理监测、化学监测的工作记录参数,生物监测不合格的同锅次的灭菌全程的物理监测参数与包内、外化学监测结果。

(4)复核生物监测的结果,复做生物监测避免污染造成假阳性。

七

外来医疗器械储存、发放

1. 什么是无菌物品存放区

答：无菌物品存放区（sterile storage area），CSSD 内存放、保管、发放无菌物品的区域，为清洁区域。

2. 无菌物品存放区环境要求是什么

答：（1）温度低于 24 ℃、相对湿度低于 70%、机械通风换气次数要求 4～10 次/小时。

（2）照明要求：最低照度 200 lx、平均照度 300 lx、最高照度 500 lx。

（3）有存放无菌物品的柜架或容器。

3. 影响无菌物品发放质量的因素是什么

答：无菌物品有效期，取决于包装材料质量、储存环境、运输过程条件和操作的安全性。

4. 灭菌后的外来医疗器械储存有效期是多久

答：无菌物品存放区环境的温度、湿度达到 WS 310.1-2016 的规定，使用普通棉布材料包装的无菌物品有效期宜为 14 天。未达到环境标准时，使用普通棉布材料包装的无菌物品有效

期不应超过 7 天。医用一次性纸袋包装的无菌物品,有效期宜为
30 天;使用一次性医用皱纹纸、医用无纺布包装的无菌物品,有效
期宜为 180 天;使用一次性纸塑袋包装的无菌物品,有效期宜为
180 天;硬质容器包装的无菌物品,有效期宜为 180 天。

5. 外来医疗器械无菌物品储存原则有哪些

答:(1)灭菌后物品应分类、分架存放在无菌物品存放区。
一次性使用无菌物品应去除外包装后,进入无菌物品存放区。

(2)物品存放架或柜应距地面高度≥20 cm,距离墙≥5 cm,
距天花板≥50 cm。

(3)物品放置应固定位置,设置标识。接触无菌物品前应洗
手或手消毒。

(4)消毒后直接使用的物品应干燥、包装后专架存放。

6. 外来医疗器械无菌物品发放的原则有哪些

答:(1)无菌物品发放时,应遵循先进先出的原则。

(2)发放时应确认无菌物品的有效性和包装完好性。植入物
应在生物监测合格后,方可发放。紧急情况灭菌植入物时,使用
含第 5 类化学指示物的生物 PCD 进行监测,化学指示物合格可提
前放行,生物监测的结果应及时通报使用部门。

(3)应记录无菌物品发放日期、名称、数量、物品领用科室、灭
菌日期等。

(4)运送无菌物品的器具使用后,应清洁处理,干燥存放。

7. 外来医疗器械使用完是否可以由厂家从手术室直接拿走? 原因是什么

答:不可以。因为外来医疗器械是医院租借的医疗设备,医

院消毒供应中心应按照严格的规范流程保证所有外来医疗器械在手术前得到彻底的灭菌和消毒。如果清洗消毒不彻底通常会有发生严重的医疗事故的风险,医院将承担很大的法律风险。正确消毒能够减少患者的感染风险并降低医院手术团队的责任风险。防止手术感染是所有医疗机构非常关心的问题,医院消毒供应中心通过全自动化的清洗消毒管理流程的确能够减少并避免感染的发生,确保所有手术器械都经过严格的消毒和烘干,被妥善地存储和使用,优化器械设备的租赁管理程序。

所以,使用后的外来医疗器械,应由消毒供应中心清洗消毒后方可交器械供应商。①手术结束后,器械应及时回收至消毒供应中心去污区。②清点核对后,按规范进行清洗、消毒和整理。③通知器械公司,双方共同清点、核对,确认无误后在"外来医疗器械及植入物清点签收单"上签名,器械公司即可取回器械。

8. 如何处置发放出去的不合格外来医疗器械灭菌包

答:按照卫生行业标准规范,外来医疗器械和植入物应在生物监测合格后,方可发放。

如果一旦发现有发放出去的不合格外来医疗器械灭菌包,严格按照消毒供应中心质量管理召回制度,立即召回不合格外来医疗器械灭菌包。

(1) 消毒供应中心对影响灭菌过程和结果的关键要素进行记录,保存备查,实现可追踪。无菌物品发放者应严格把关,包装材料(棉布包装记录使用次数)应符合国家标准,各项监测(物理、化学、生物)、各项标识(物品名称、检查打包者姓名或编号、灭菌器编号、批次号、灭菌日期及失效期)均应合格。

(2) 使用者打开无菌包时应检查并确认包内化学指示物是否合格、器械干燥、洁净,如发现异常禁止使用并及时与消毒供应中心联系,查找各项记录找出问题源头及时处理,责任到人。

（3）灭菌植入型器械应每批次进行生物监测。生物监测合格后,无菌物品方可发放。

（4）对于紧急放行后的植入型器械出现生物监测不合格时,应通知使用部门停止使用,书面报告相关管理部门,说明召回原因。对已使用该批次无菌物品的患者进行密切观察。

（5）生物监测不合格时,应尽快召回上次生物检查合格以来所有尚未使用的灭菌物品重新处理;并应分析不合格的原因,改进后,生物监测连续三次合格后方可使用。并对使用该期间无菌物品的患者进行密切观察。

（6）灭菌器生物监测不合格时,应先重复一次生物监测程序,如合格,灭菌器继续使用;如不合格,应尽快召回上次监测合格以来所有尚未使用的灭菌物品,重新处理;并应分析生物监测不合格的原因,改进后生物监测连续三次合格后,灭菌器方能使用。对各种原因引起的召回处理情况进行总结,并向相关部门汇报。

9. 外来医疗器械灭菌监测合格的确认与放行的标准是什么

答: 发放前应确认无菌包灭菌合格,各项物理、化学、生物监测合格,并无潮湿、无污染、无松散、包装密封或闭合完好。

10. 加急灭菌的外来医疗器械放行的标准是什么

答: 紧急情况灭菌外来医疗器械和植入物时,使用含第5类化学指示物的生物PCD进行监测,化学指示物合格可提前放行,生物监测的结果应及时通报使用部门。应记录无菌物品发放日期、名称、数量、物品领用科室、灭菌日期等。

11. 外来医疗器械的储存要求是什么

答：①位置相对固定；②先进先出顺序固定；③有标识牌区分无菌物品；④工作人员规范着装，按要求进行手卫生消毒。

12. 外来医疗器械发放注意事项有哪些

答：（1）在 CSSD 无菌物品发放区发放，环境应符合 WS 310.1 - 2016 的要求，操作人员着装规范，戴圆帽，穿工作服、工作鞋，操作前做好手卫生。

（2）物品准备齐全，根据外来医疗器械的追溯标签发放手术室并准备好转运工具（转运车或转运箱）。

（3）发放无菌物品时再次检查灭菌物品包外化学指示标识变色是否合格，外包装完整、清洁、无潮湿、无破损、无松散，标签信息齐全、字迹清晰以及有无湿包或破包现象。

（4）扫描每包器械的追溯条码并发放至手术室。

（5）紧急情况需提前放行时，应遵循提前放行制度并记录。

（6）无菌外来医疗器械包及植入物放置在运送箱或运送车内，密闭运送至手术室。

13. 外来医疗器械发放记录表包括哪些内容

答：手术使用后外来医疗器械包需要清洗消毒后返回给器械商的，记录表里的内容有：取走器械名称、数量、发放人信息及取走人信息。发放至手术室的外来医疗器械发放记录表里的内容：发放人、发放科室、手术时间、使用日期、患者姓名、住院号、灭菌器编号、灭菌批次、有效期等。

14. 如何对外来医疗器械进行发放

答：(1) 在 CSSD 无菌物品存放区进行发放。环境要求应符合 WS 310.1-2016 的要求,发放人员着装符合要求,手消毒或洗手,始终遵循先进先出的原则。

(2) 发放时需要再次核对检查,检查时应注意以下质量要求。

1) 物品名称：核对无菌物品的名称,标签字迹清楚、简单易懂。

2) 核对包装质量：检查纺织布的包装封口胶带长度、变色情况及有无湿包。

(3) 设施及物品准备齐全,包括外来医疗器械发放清单、运送工具(运送车或运送箱)。

(4) 发放时根据手术安排核对外来医疗器械的厂商名称、器械名称、使用科室、患者姓名、床号、包装者、核对者、灭菌器编号、批次号、灭菌日期、灭菌有效期。

(5) 填写发放记录单,无菌物品发放和接收人员应确认签名。填写项目应完整,字迹工整,记录应可追溯,保存备查。

(6) 紧急情况需提前放行时,使用含第 5 类化学指示物的生物 PCD 进行监测,化学指示物合格可提前放行,生物监测的结果应及时通报使用部门并且记录生物监测结果。

(7) 无菌外来医疗器械包及植入物放置在运送箱或运送车内,密闭运送至手术室。

外来医疗器械转运

1. 何为外来医疗器械转运

答：外来医疗器械转运是指外来医疗器械同一医疗单位不同医疗区域之间的转运。

2. 转运外来医疗器械的原则是什么

答：洁污分开、路线分开、专用运输工具、轻拿轻放。所有使用过的器械和物品均认为污染状态，回收和转运方式应尽可能减少对环境和人员的污染。采用可以密闭的塑料盒子，密闭的车或可以密闭的袋子等，手术室的器械也可以通过与消毒供应中心相连的专用污染电梯来传递。

3. 转运人员与手术室工作人员交接外来医疗器械应包含哪些内容

答：双方清点核对外来医疗器械公司名称、器械名称、数量、种类及功能完好性，并认真做好交接登记和标识，内容包括：日期、送达时间、器械名称、手术名称、主刀医师姓名、责任人（器械商、供应中心接收员），双方签字，记录清晰完善。

4. 转运外来医疗器械的转运车辆要求有哪些

答：转运外来医疗器械的转运车应内部光滑，没有尖角，方便清洗，承载量大，具有极好的稳定性，要有万向轮，其中 2 个要带有锁定装置，车门要有完整的封闭性，具备良好的防尘功能，车门有闭锁装置，利于在转运过程车门保持关闭状态，防止无菌器械受污染。

5. 如何处理转运外来医疗器械无菌物品车辆器具

答：转运无菌物品的转运车应有编号等标识，标明发放的部门，转运车每天使用后进行擦拭并消毒，干燥备用。可选用物理消毒或化学消毒。

外来医疗器械相关表单和工作流程

（一）工作区域外来医疗器械相关附表

表1 _____医院消毒供应中心

清洗消毒器运行及保养记录表

年　月　日

锅次	物品名称				运行程序（××）	备注	签名
	器械	盆、碗	器械盒	拔火罐湿化瓶	温度、时间运行合格		

表2 _____医院消毒供应中心

清洗间新安装设备测试记录表

年　月　日

设备名称	生产厂家	设备型号	测试时间	测试方法	次数	测试结果		签名
						测试组	对照组	

表3 _____医院消毒供应中心

××号清洗消毒器清洗效果监测记录表

年　　月　　日

测试时间	清洗程序	测试方法	次数	测试结果		签名
				测试组	对照组	

表 4 ＿＿＿＿＿＿**医院消毒供应中心**

外来医疗器械包交接单

年　月　日

时间	器械包名称	数量	手术室签名	供应科签名	紧急使用

表 5 ＿＿＿ 医院消毒供应中心

全自动清洗消毒器检查记录表

年 月 日

日期	电源	水压	蒸汽压力	清洁过滤网	旋转臂	内壁清洁	排水通畅	清洗架	照明灯	航门	清洗剂量	润滑油量	功能操作键	装载车	备注	签名

检查项目

备注：每日检查清洗器；对应的选项"√"；若机器出现故障请联系工程师。

表6 ____ 医院消毒供应中心
干燥柜检查记录表

年 月 日

日期	检查项目								备注	签名
	电源	内部清洁	搁架	吹风口	按键	温度	去污柜门	风机过滤器		

备注：每日检查干燥柜；请在对应项"√"；出现故障请联系工程师。

表7 _____ 医院消毒供应中心

超声清洗机检查记录表

年 月 日

日期	检查项目					备注	签名
	电源备用状态	功能操作键准确、灵敏	超声震动运转正常	排水通畅	内壁清洁		

备注：每日检查干燥柜；请在对应项"√"；出现故障请联系工程师。

表 8 _____ 医院消毒供应中心

蒸汽清洗机检查记录表

日期	检查项目					备注	签名
	电源	注水口	按键	压力	喷头		

年 月 日

备注：每日检查蒸汽清洗机，请在对应项"√"，出现故障请联系工程师。

表9 _____ 医院消毒供应中心
洗眼装置检查记录表

日期	检查项目					备注	签名
	水压	水流情况	零附件完好性	排水通畅	外观清洁		年 月 日

备注：每日检查洗眼装置；请在对应项"√"；出现故障请联系技术人员。

表 10　医院消毒供应中心
紫外线消毒登记表

年　月　日

时间	班次	灯管 1		灯管 2		灯管 3		灯管（…）		签名	95%乙醇擦拭	签名	强度测定
		消毒时间	累积时间	消毒时间	累积时间	消毒时间	累积时间	消毒时间	累积时间				

备注：紫外线消毒时间按 30 分钟计算（不包括预热 5 分钟）；当消毒累计时间达 857 小时，紫外线灯管的实际使用寿命已达 1 000 小时应更换灯管；逢周一用 95%乙醇纱布擦拭；每天 2 次；每半年由技术人员测定一次紫外线强度。

表 11 ＿＿＿医院消毒供应中心

清洗质量日常监测抽查记录表

日期	监测项目 器械名称	监测内容（表面、关节、齿牙） 监测标准						抽查结果		抽查者
		光洁	无水垢	无污	无锈	无血渍	透明（玻璃制品）	合格	复查	年 月 日

表12　____医院消毒供应中心
清洗质量月监测记录表

年　月　日

检测内容（待灭菌包）			检测项目																合格	再处理	检测者
日期	包名名称	器械名称	数量	表面						关节						齿牙								
				光洁	无水垢	无污	无锈	无血渍	透明	光洁	无水垢	无污	无锈	无血渍	透明	光洁	无水垢	无污	无锈	无血渍	透明			

表 13 ＿＿＿＿＿医院消毒供应中心
外来器械及植入物接收记录表

年　月　日

日期	时间	号码牌	患者姓名	楼层床号	手术日期	手术医师	器械名称	器械件数	螺丝钢板	灭菌	手术房间	加急	送货公司	送货人	接收人

表14 _____ 医院消毒供应中心
高危、高压器械抽查记录表

年 月 日

日期	器械包名称	抽查内容							签名
		清洗质量		包装质量		灭菌质量			
		合格	重新处理	合格	重新处理	合格	重新处理		

表 15 　　医院消毒供应中心

工作区域环境监测记录表

年　月　日

时间	去污区			包装区			无菌物品存放区			签名
	温度(℃)	湿度(%)		温度(℃)	湿度(%)	压差(Pa)	温度(℃)	湿度(%)	压差(Pa)	

备注：①去污区：温度 16～21 ℃，湿度 30%～60%；②包装区：温度 20～23 ℃，湿度 30%～60%，压力差＋5 Pa；③无菌物品存放区：温度低于 24 ℃，湿度低于 70%，压力差＋5 Pa。

表 16 ____ 医院消毒供应中心

____ 纯水监测记录表

年 月 日

日期	电导（μs/cm）		压力（MPa）				流量（GPM）	
	原水	纯水	一段	二段	三段	浓水	纯水	废水

备注：纯化水应符合电导率≤15（μs/cm）(25 ℃)。

表 17 ＿＿＿＿医院消毒供应中心
蒸汽清洗机检查记录表

年　月　日

日期	设备检查项目						清洁	操作者
	灭菌器压力表处在"0"位	记录打印装置处于备用状态	灭菌器柜门密封圈平整无损坏	灭菌器柜门安全锁扣灵活,安全有效	灭菌器冷凝水排出口通畅	柜内壁清洁	压缩空气符合设备运行要求	软布清水擦拭	

表 18 _____ 医院消毒供应中心
外来器械清洗及包装质量监测记录表

年 月 日

日期	器械名称	清洗质量						包装质量				监测者
		监测内容（表面、光洁、齿牙）				监测结果		监测内容		监测结果		
		光洁	无水垢	无污渍	无锈迹	无血迹	合格	重新处理	≤7kg（重量，包内外指示标识，包装材料、包装）		合格	复查
									包内外指示卡放置合理	包装材料无破损	双层两次包装松紧合适	

表 19　　医院消毒供应中心
过氧化氢等离子灭菌器检查及清洁记录表

日期	设备检查项目				清洁		签名 年 月 日
	记录打印装置处于备用状态	废弃卡匣收集盒处于收集状态	使用中卡匣备用状态	电源备用状态	柜内壁清洁	软布清水擦拭	

表20 _____医院消毒供应中心
封口机检查及清洁记录表

年 月 日

日期	设备检查项目					清洁	签名
	电源	温度	封口测试		日期设定 (包装日期、有效期)	软布	
	备用状态	备用状态	宽度 (6 mm)	闭合性 完好	准确	清水擦拭	

表 21　　　医院消毒供应中心　_____
湿包记录表

发生日期	年　月　日
名称	体积
重量	数量（　）
发现方式	灭菌方式　　灭菌区　温度：　湿度：
发现方式	卸载时发现（　）　发放时发现（　）　下送时发现（　）
灭菌程序设定干燥时间	程序结束后一整体内停留时间
湿包在灭菌器具体放置位置	
包装材料	棉布（　）　无纺布（　）　医用纸塑袋（　）　医用皱纹纸（　）　硬质容器（　）
器械卸载工具与组合情况描述	器械篮筐　托盘　组合情况（器械件数摆放情况）
湿包现场情况	放置排气口上方
冷却时间	是（　）　否（　）
放置密，没有空隙　是（　）　否（　）	硬质容器上方摆放物品　是（　）　否（　）　灭菌程序选择错误
其他：	

表 22 ＿＿＿＿医院消毒供应中心
湿包持续质量改进记录表

时间：		年 月 日
	检查人：	
存在问题：		
问题原因分析：		
整改措施：		
持续跟踪：		
整改效果评价：		

负责人签名：

表23 _____ 医院消毒供应中心
带电源器械安全性检测记录表

年　月　日

日期	器械名称	总件数	合格件数	不合格件数	出现不合格器械时处理方法	检测者

（二）外来医疗器械相关流程图

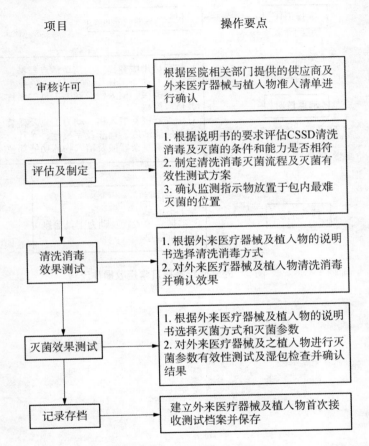

图1　外来医疗器械首次接收测试流程

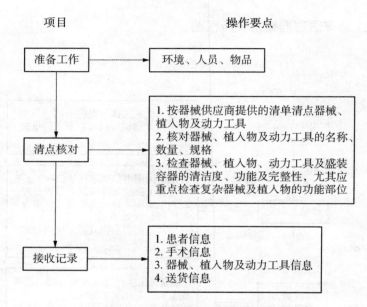

图 2　外来医疗器械日常接收操作流程

项目　　　　　　　　　　　　操作要点

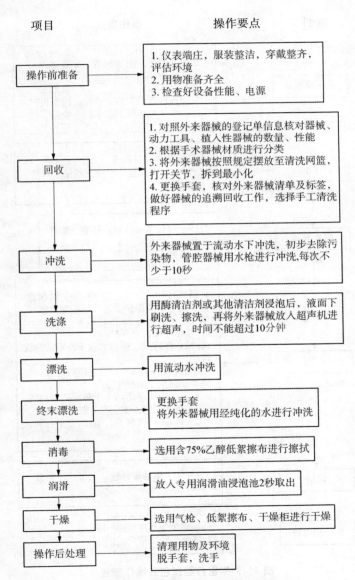

项目	操作要点
操作前准备	1. 仪表端庄，服装整洁，穿戴整齐，评估环境 2. 用物准备齐全 3. 检查好设备性能、电源
回收	1. 对照外来器械的登记单信息核对器械、动力工具、植入性器械的数量、性能 2. 根据手术器械材质进行分类 3. 将外来器械按照规定摆放至清洗网篮，打开关节，拆到最小化 4. 更换手套，核对外来器械清单及标签，做好器械的追溯回收工作，选择手工清洗程序
冲洗	外来器械置于流动水下冲洗，初步去除污染物，管腔器械用水枪进行冲洗，每次不少于10秒
洗涤	用酶清洁剂或其他清洁剂浸泡后，液面下刷洗、擦洗，再将外来器械放入超声机进行超声，时间不能超过10分钟
漂洗	用流动水冲洗
终末漂洗	更换手套 将外来器械用经纯化的水进行冲洗
消毒	选用含75%乙醇低絮擦布进行擦拭
润滑	放入专用润滑油浸泡池2秒取出
干燥	选用气枪、低絮擦布、干燥柜进行干燥
操作后处理	清理用物及环境 脱手套，洗手

图 3　外来医疗器械手工清洗流程

项目　　　　　　　　　　　操作要点

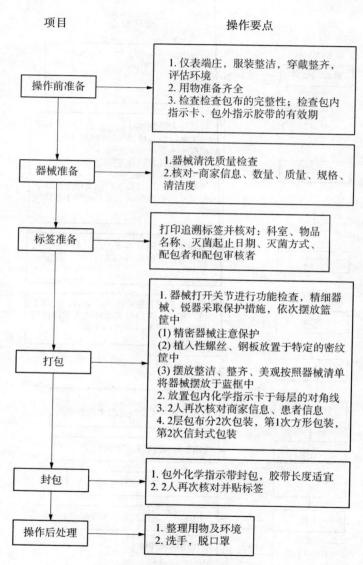

| 操作前准备 | 1. 仪表端庄，服装整洁，穿戴整齐，评估环境
2. 用物准备齐全
3. 检查检查包布的完整性；检查包内指示卡、包外指示胶带的有效期 |

| 器械准备 | 1.器械清洗质量检查
2.核对-商家信息、数量、质量、规格、清洁度 |

| 标签准备 | 打印追溯标签并核对：科室、物品名称、灭菌起止日期、灭菌方式、配包者和配包审核者 |

| 打包 | 1. 器械打开关节进行功能检查，精细器械、锐器采取保护措施，依次摆放篮筐中
(1) 精密器械注意保护
(2) 植入性螺丝、钢板放置于特定的密纹筐中
(3) 摆放整洁、整齐、美观按照器械清单将器械摆放于蓝框中
2. 放置包内化学指示卡于每层的对角线
3. 2人再次核对商家信息、患者信息
4. 2层包布分2次包装，第1次方形包装，第2次信封式包装 |

| 封包 | 1. 包外化学指示带封包，胶带长度适宜
2.2人再次核对并贴标签 |

| 操作后处理 | 1. 整理用物及环境
2. 洗手，脱口罩 |

图 4　外来医疗器械包装操作流程

项目　　　　　　　　　　操作要点

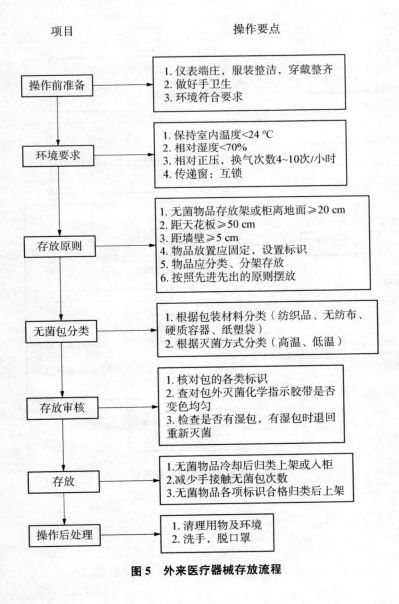

项目	操作要点
操作前准备	1. 仪表端庄，服装整洁，穿戴整齐 2. 做好手卫生 3. 环境符合要求
环境要求	1. 保持室内温度<24 ℃ 2. 相对湿度<70% 3. 相对正压，换气次数4~10次/小时 4. 传递窗：互锁
存放原则	1. 无菌物品存放架或柜离地面≥20 cm 2. 距天花板≥50 cm 3. 距墙壁≥5 cm 4. 物品放置应固定，设置标识 5. 物品应分类、分架存放 6. 按照先进先出的原则摆放
无菌包分类	1. 根据包装材料分类（纺织品、无纺布、硬质容器、纸塑袋） 2. 根据灭菌方式分类（高温、低温）
存放审核	1. 核对包的各类标识 2. 查对包外灭菌化学指示胶带是否变色均匀 3. 检查是否有湿包，有湿包时退回重新灭菌
存放	1. 无菌物品冷却后归类上架或入柜 2. 减少手接触无菌包次数 3. 无菌物品各项标识合格归类后上架
操作后处理	1. 清理用物及环境 2. 洗手，脱口罩

图 5　外来医疗器械存放流程

项目   操作要点

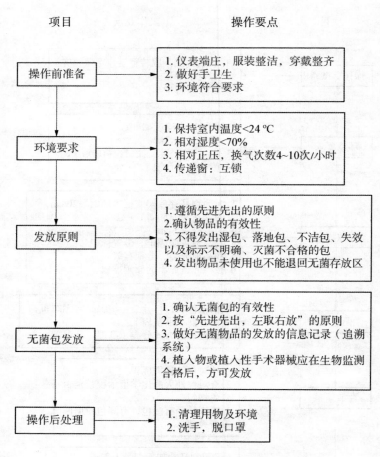

图 6　外来医疗器械发放流程

WS 310 – 2016 医院消毒供应中心三大规范

第1部分：管理规范

1 范围

WS 310 的本部分规定了医院消毒供应中心（central sterile supply department，CSSD）管理要求、基本原则、人员要求、建筑要求、设备设施、耗材要求及水和蒸汽质量要求。

本部分适用于医院和为医院提供消毒灭菌服务的消毒服务机构。

2 规范性引用文件

下列文件对于本文件的应用是必不可少的。凡是注日期的引用文件，仅注日期的版本适用于本文件。凡是不注日期的引用文件，其最新版本（包括所有的修改单）适用于本文件。

GB 5749　　　生活饮用水卫生标准。

GB/T 19633　　最终灭菌医疗器械的包装。

GBZ 2.1　　　工作场所有害因素职业接触限制　第 1 部分：化学有害因素。

WS 310.2　　　医院消毒供应中心第 2 部分：清洗消毒及灭菌技术操作规范。

WS 310.3　　　医院消毒供应中心第 3 部分：清洗消毒及灭

菌效果监测标准。

WS/T 367　　医疗机构消毒技术规范。

YY/T 0698.2 最终灭菌医疗器械包装材料　第2部分：灭菌包裹材料要求和试验方法。

YY/T 0698.4 最终灭菌医疗器械包装材料　第4部分：纸袋要求和试验方法。

YY/T 0698.5 最终灭菌医疗器械包装材料　第5部分：透气材料与塑料膜组成的可密封组合袋和卷材要求和试验方法。

YY/T 0698.8 最终灭菌医疗器械包装材料　第8部分：蒸汽灭菌器用重复性使用灭菌容器要求和试验方法。

YY/T 0698.9 最终灭菌医疗器械包装材料　第9部分：可密封组合袋、卷材和盖材生产用无涂胶聚烯烃非织造布材料要求和试验方法。

3　术语和定义

WS 310.2、WS 310.3 界定的以及下列术语和定义适用于本文件。

3.1　消毒供应中心（central sterile supply department，CSSD）

医院内承担各科室所有重复使用诊疗器械、器具和物品清洗、消毒、灭菌以及无菌物品供应的部门。

3.2　CSSD 集中管理（central management）

CSSD 面积满足要求，重复使用的诊疗器械、器具和物品回收至 CSSD 集中进行清洗、消毒或灭菌的管理方式；如院区分散、CSSD 分别设置或现有 CSSD 面积受限，已在手术室设置清洗、消毒区域的医院。其清洗、消毒或灭菌工作集中由 CSSD 统一管理，依据 WS 310.1—WS 310.3 进行规范处置的也属集中管理。

3.3　去污区（decontamination area）

CSSD 内对重复使用的诊疗器械、器具和物品,进行回收、分类、清洗、消毒(包括运送器具的清洗消毒等)的区域,为污染区域。

3.4　检查包装及灭菌区(inspection,packing and sterilization area)

CSSD 内对去污后的诊疗器械、器具和物品,进行检查、装配、包装及灭菌(包括敷料制作等)的区域,为清洁区域。

3.5　无菌物品存放区(sterile storage area)

CSSD 内存放、保管、发放无菌物品的区域,为清洁区域。

3.6　去污(decontamination)

去除被处理物品上的有机物、无机物和微生物的过程。

3.7　植入物(implant)

放置于外科操作形成的或者生理存在的体腔中,留存时间为30 天或者以上的可植入性医疗器械。

注:本标准特指非无菌、需要医院进行清洗消毒与灭菌的植入性医疗器械。

3.8　外来医疗器械(loaner)

由器械供应商租借给医院可重复使用,主要用于与植入物相关手术的器械。

4　管理要求

4.1　医院

4.1.1　应采取集中管理的方式,对所有需要消毒或灭菌后重复使用的诊疗器械、器具和物品由 CSSD 负责回收、清洗、消毒、灭菌和供应。

4.1.2　内镜、口腔诊疗器械的清洗消毒,可以依据国家相关标准进行处理,也可集中由 CSSD 统一清洗、消毒和(或)灭菌。

4.1.3　CSSD 应在院领导或相关职能部门的直接领导下开展工作。

4.1.4　应将 CSSD 纳入本机构的建设规划,使之与本机构的规模、任务和发展规划相适应;应将消毒供应工作管理纳入医疗质量管理,保障医疗安全。

4.1.5　宜将 CSSD 纳入本机构信息化建设规划,采用数字化信息系统对 CSSD 进行管理。CSSD 信息系统基本要求见附录 A。

4.1.6　医院对植入物与外来医疗器械的处置及管理应符合以下要求:

（1）应以制度明确相关职能部门、临床科室、手术室、CSSD 在植入物与外来医疗器械的管理、交接和清洗、消毒、灭菌及提前放行过程中的责任。

（2）使用前应由本院 CSSD（或依据 4.1.8 规定与本院签约的消毒服务机构）遵照 WS 310.2 和 WS 310.3 的规定清洗、消毒、灭菌与监测;使用后应经 CSSD 清洗消毒方可交还。

（3）应与器械供应商签订协议,要求其做到:

1）提供植入物与外来医疗器械的说明书（内容应包括清洗、消毒、包装、灭菌方法与参数）。

2）应保证足够的处置时间,择期手术最晚应于术前日 15 时前将器械送达 CSSD,急诊手术应及时送达。

（4）应加强对 CSSD 人员关于植入物与外来医疗器械处置的培训。

4.1.7　鼓励符合要求并有条件医院的 CSSD 为附近医疗机构提供消毒供应服务。

4.1.8　采用其他医院或消毒服务机构提供消毒灭菌服务的医院,消毒供应管理应符合以下要求:

（1）应对提供服务的医院或消毒服务机构的资质（包括具有医疗机构执业许可证或工商营业执照,并符合环保等有关部门管理规定）进行审核。

（2）应对其 CSSD 分区、布局、设备设施、管理制度（含突发事件的应急预案)及诊疗器械回收、运输、清洗、消毒、灭菌操作流程等进行安全风险评估,签订协议,明确双方的职责。

(3) 应建立诊疗器械、器具和物品交接与质量检查及验收制度。并设专人负责。

(4) 应定期对其清洗、消毒、灭菌工作进行质量评价。

(5) 应及时向服务机构反馈质量验收、评价及使用过程存在的问题,并要求落实改进措施。

4.2　相关部门管理职责与要求

4.2.1　应在主管院长领导下,在各自职权范围内,履行对CSSD 的相应管理职责。

4.2.2　主管部门应履行以下职责:

(1) 会同相关部门,制定落实 CSSD 集中管理的方案与计划,研究、解决实施中的问题。

(2) 会同人事管理部门,根据 CSSD 的工作量合理调配工作人员。

(3) 负责 CSSD 清洗、消毒、包装、灭菌等工作的质量管理,制定质量指标,并进行检查与评价。

(4) 建立并落实对 CSSD 人员的岗位培训制度;将消毒供应专业知识、医院感染相关预防与控制知识及相关的法律、法规纳入 CSSD 人员的继续教育计划,并为其学习、交流创造条件。

4.2.3　护理管理、医院感染管理、设备及后勤管理等部门还应履行以下职责:

(1) 对 CSSD 清洗、消毒、灭菌工作和质量监测进行指导和监督,定期进行检查与评价。

(2) 发生可疑医疗器械所致的医源性感染时,组织、协调CSSD 和相关部门进行调查分析,提出改进措施。

(3) 对 CSSD 新建、改建与扩建的设计方案进行卫生学审议;对清洗消毒与灭菌设备的配置与性能要求提出意见。

（4）负责设备购置的审核（合格证、技术参数）；建立对厂家设备安装、检修的质量审核、验收制度；专人负责 CSSD 设备的维护和定期检修，并建立设备档案。

（5）保证 CSSD 的水、电、压缩空气及蒸汽的供给和质量，定期进行设施、管道的维护和检修。

（6）定期对 CSSD 所使用的各类数字仪表如压力表、温度表等进行校验，并记录备查。

4.2.4　物资供应、教育及科研等其他部门，应在 CSSD 主管院长或职能部门的协调下履行相关职责，保障 CSSD 的工作需要。

4.3　消毒供应中心

4.3.1　应建立健全岗位职责、操作规程、消毒隔离、质量管理、监测、设备管理、器械管理及职业安全防护等管理制度和突发事件的应急预案。

4.3.2　应建立植入物与外来医疗器械专岗负责制，人员应相对固定。

4.3.3　应建立质量管理追溯制度，完善质量控制过程的相关记录。

4.3.4　应定期对工作质量进行分析，落实持续改进。

4.3.5　应建立与相关科室的联系制度，并主要做好以下工作：

（1）主动了解各科室专业特点、常见的医院感染及原因，掌握专用器械、用品的结构、材质特点和处理要点。

（2）对科室关于灭菌物品的意见有调查、反馈，落实，并有记录。

5　基本原则

5.1　CSSD 的清洗消毒及监测工作应符合 WS 310. 2 和 WS

310.3 的规定。

5.2 诊疗器械、器具和物品使用后应及时清洗、消毒、灭菌，再处理应符合以下要求：

（1）进入人体无菌组织、器官、腔隙，或接触人体破损的皮肤和黏膜的诊疗器械、器具和物品应进行灭菌。

（2）接触完整皮肤、黏膜的诊疗器械、器具和物品应进行消毒。

（3）被朊病毒、气性坏疽及突发原因不明的传染病病原体污染的诊疗器械、器具和物品，应执行 WS/T 367 的规定。

6 人员要求

6.1 医院应根据 CSSD 的工作量及各岗位需求，科学、合理配置具有执业资格的护士、消毒员和其他工作人员。

6.2 CSSD 的工作人员应当接受与其岗位职责相应的岗位培训，正确掌握以下知识与技能：

（1）各类诊疗器械、器具和物品的清洗、消毒、灭菌的知识与技能。

（2）相关清洗消毒、灭菌设备的操作规程。

（3）职业安全防护原则和方法。

（4）医院感染预防与控制的相关知识。

（5）相关的法律、法规、标准、规范。

6.3 应建立 CSSD 工作人员的继续教育制度，根据专业进展，开展培训，更新知识。

7 建筑要求

7.1 基本原则

医院 CSSD 的新建、扩建和改建，应遵循医院感染预防与控制的原则，遵守国家法律法规对医院建筑和职业防护的相关要求,进行充分论证。

7.2 基本要求

7.2.1 CSSD宜接近手术室、产房和临床科室,或与手术室之间有物品直接传递专用通道,不宜建在地下室或半地下室。

7.2.2 周围环境应清洁、无污染源,区域相对独立;内部通风、采光良好。

7.2.3 建筑面积应符合医院建设方面的有关规定并与医院的规模、性质、任务相适应,兼顾未来发展规划的需要。

7.2.4 建筑布局应分为辅助区域和工作区域。辅助区域包括工作人员更衣室、值班室、办公室、休息室、卫生间等。工作区域包括去污区、检查包装及灭菌区(含独立的敷料制备或包装间)和无菌物品存放区。

7.2.5 工作区域划分应遵循以下基本原则:

a) 物品由污到洁,不交叉、不逆流。

b) 空气流向由洁到污;采用机械通风的,去污区保持相对负压,检查包装及灭菌区保持相对正压。

7.2.6 工作区域温度、相对湿度、机械通风的换气次数宜符合附表1要求;照明宜符合附表2的要求。

附表1 工作区域温度、相对湿度及机械通风换气次数要求

工作区域	温度/(℃)	相对湿度/(%)	换气次数/(次/小时)
去污区	16～21	30～60	≥10
检查包装及灭菌区	20～23	30～60	≥10
无菌物品存放区	低于24	低于70	4～10

附表 2　工作区域照明要求

工作面/功能	最低照度/ (lx)	平均照度/ (lx)	最高照度/ (lx)
普通检查	500	750	1 000
精细检查	1 000	1 500	2 000
清洗池	500	750	1 000
普通工作区域	200	300	500
无菌物品存放区域	200	300	500

7.2.7　工作区域中化学物质浓度应符合 GBZ 2.1 的要求。

7.2.8　工作区域设计与材料要求,应符合以下要求:

(1)去污区、检查包装及灭菌区和无菌物品存放区之间应设实际屏障。

(2)去污区与检查包装及灭菌区之间应设物品传递窗;并分别设人员出入缓冲间(带)。

(3)缓冲间(带)应设洗手设施,采用非手触式水龙头开关。无菌物品存放区内不应设洗手池。

(4)检查包装及灭菌区设专用洁具间的应采用封闭式设计。

(5)工作区域的天花板、墙壁应无裂隙,不落尘,便于清洗和消毒;地面与墙面踢脚及所有阴角均应为弧形设计;电源插座应采用防水安全型;地面应防滑、易清洗、耐腐蚀;地漏应采用防返溢式;污水应集中至医院污水处理系统。

7.3　采用院外服务的要求

采用其他医院或消毒服务机构提供消毒灭菌服务的医院,应分别设污染器械收集暂存间及灭菌物品交接发放间。两房间应互不交叉、相对独立。

8　设备设施

8.1　清洗消毒设备及设施:医院应根据 CSSD 的规模、任务及工作量,合理配置清洗消毒设备及配套设施。设备设施应符合国家相关规定。

应配有污物回收器具、分类台、手工清洗池、压力水枪、压力气枪、超声清洗装置、干燥设备及相应清洗用品等。

应配备机械清洗消毒设备。

8.2　检查、包装设备:应配有器械检查台、包装台、器械柜、敷料柜、包装材料切割机、医用热封机、清洁物品装载设备及带光源放大镜、压力气枪、绝缘检测仪等。

8.3　灭菌设备及设施:应配有压力蒸汽灭菌器、无菌物品装、卸载设备等。根据需要配备灭菌蒸汽发生器、干热灭菌和低温灭菌及相应的监测设备。各类灭菌设备应符合国家相关标准,并设有配套的辅助设备。

8.4　应配有水处理设备。

8.5　储存、发放设施:应配备无菌物品存放设施及运送器具等。

8.6　宜在环氧乙烷、过氧化氢低温等离子、低温甲醛蒸汽灭菌等工作区域配置相应环境有害气体浓度超标报警器。

8.7　防护用品:根据工作岗位的不同需要,应配备相应的个人防护用品,包括圆帽、口罩、隔离衣或防水围裙、手套、专用鞋、护目镜、面罩等。去污区应配置洗眼装置。

9　耗材要求

9.1　医用清洗剂:应符合国家相关标准和规定。根据器械的材质、污染物种类,选择适宜的清洗剂,使用遵循厂家产品说明书。

9.2　碱性清洗剂:pH>7.5,对各种有机物有较好的去除作用,对金属腐蚀性小,不会加快返锈的现象。

9.3　中性清洗剂:pH 6.5～7.5,对金属无腐蚀。

9.4 酸性清洗剂：pH<6.5,对无机固体粒子有较好的溶解去除作用,对金属物品的腐蚀性小。

9.5 酶清洗剂：含酶的清洗剂,有较强的去污能力,能快速分解蛋白质等多种有机污染物。

9.6 消毒剂：应符合国家相关标准和规定,并对器械腐蚀性较低。

9.7 医用润滑剂：应为水溶性,与人体组织有较好的相容性。不影响灭菌介质的穿透性和器械的机械性能。

9.8 包装材料：最终灭菌医疗器械包装材料应符合 GB/T 19633 的要求。皱纹纸、无纺布、纺织品还应符合 YY/T 0698.2 的要求;纸袋还应符合 YY/T 0698.4 的要求;纸塑袋还应符合 YY/T 0698.5 的要求;硬质容器还应符合 YY/T 0698.8 的要求。

普通棉布应为非漂白织物,除四边外不应有缝线,不应缝补;初次使用前应高温洗涤,脱脂去浆。

开放式储槽不应用作无菌物品的最终灭菌包装材料。

9.9 消毒灭菌监测材料：应符合国家相关标准和规定,在有效期内使用。自制测试标准包应符合 WS/T 367 的相关要求。

10 水与蒸汽质量要求

10.1 清洗用水：应有自来水、热水、软水、经纯化的水供应。自来水水质应符合 GB 5749 的规定;终末漂洗用水的电导率≤15 μS/cm(25 ℃)。

10.2 灭菌蒸汽：灭菌蒸汽供给水的质量指标参见附录 B 的 B.1。蒸汽冷凝物用于反映压力蒸汽灭菌器蒸汽的质量,主要指标见附录 B 的 B.2。

附录 A

（资料性附录）

CSSD 信息系统基本要求

A.1　CSSD 信息系统基本功能要求

CSSD 信息系统基本功能包括管理功能和质量追溯功能。

管理功能内容如下：

（1）CSSD 人员管理功能，至少包括人员权限设置，人员培训等。

（2）CSSD 物资管理功能，至少包括无菌物品预订、储存、发放管理、设备管理、手术器械管理、外来医疗器械与植入物管理等。

（3）CSSD 分析统计功能，至少包括成本核算、人员绩效统计等。

（4）CSSD 质量控制功能，至少包括预警功能等。

CSSD 质量可追溯功能内容如下。

（1）记录复用无菌物品处理各环节的关键参数，包括回收、清洗、消毒、检查包装、灭菌、储存发放、使用等信息，实现可追溯。

（2）追溯功能通过记录监测过程和结果（监测内容参照 W 310.3），对结果进行判断，提示预警或干预后续相关处理流程。

A.2　CSSD 信息系统技术要求

A.2.1　对追溯的复用无菌用品设置唯一性编码。

A.2.2　在各追溯流程点（工作操作岗位）设置数据采集终端，进行数据采集形成闭环记录。

A.2.3　追溯记录应客观、真实、及时，错误录入更正需有权限并留有痕迹。

A.2.4　记录关键信息内容包括：操作人、操作流程、操作时间、操作内容等。

A.2.5　手术器械包的标识随可追溯物品回到 CSSD。

A.2.6　追溯信息至少能保留 3 年。

A.2.7　系统具有和医院相关信息系统对接的功能。

A.2.8　系统记录清洗、消毒、灭菌关键设备运行参数。

A.2.9　系统具有备份防灾机制。

附录 B

（资料性附录）

压力蒸汽灭菌器蒸汽供给水与蒸汽冷凝物质量指标

B.1　压力蒸汽灭菌器供给水质量指标参见表 B.1。

表 B.1　压力蒸汽灭菌器供给水的质量指标

项目	指标
蒸发残留	$\leqslant$10 mg/L
氧化硅（SiO_2）	$\leqslant$1 mg/L
铁	$\leqslant$0.2 mg/L
镉	$\leqslant$0.005 mg/L
铅	$\leqslant$0.05 mg/L
除铁、镉、铅以外的其他重金属	$\leqslant$0.1 mg/L
氯离子（Cl^-）	$\leqslant$2 mg/L
磷酸盐（$P_2O_5^{-5}$）	$\leqslant$0.5 mg/L

项目	指标
电导率(25 ℃时)	≤5 μs/cm
pH	5.0~7.5
外观	无色、洁净、无沉淀
硬度(碱性金属离子的总量)	≤0.02 mmol/L

B.2　压力蒸汽灭菌器蒸汽冷凝物质量指标参见表 B.2。

表 B.2　蒸汽冷凝物的质量指标

项目	指标
氧化硅(SiO_2)	≤0.1 mg/L
铁	≤0.1 mg/L
镉	≤0.005 mg/L
铅	≤0.05 mg/L
除铁、镉、铅以外的重金属	≤0.1 mg/L
氯离子(Cl^-)	≤0.1 mg/L
磷酸盐($P_2O_5{}^{-5}$)	≤0.1 mg/L
电导率(25 ℃时)	≤3 μs/cm
pH	5~7
外观	无色、洁净、无沉淀
硬度(碱性金属离子)	≤0.02 mmol/L

第2部分：清洗消毒及灭菌技术操作规范

1　范围

WS 310 的本部分规定了医院消毒供应中心（central sterile supply department，CSSD）的诊疗器械、器具和物品处理的基本要求、操作流程。

本部分适用于医院 CSSD 和为医院提供消毒灭菌服务的消毒服务机构。

2　规范性引用文件

下列文件对于本文件的应用是必不可少的。凡是注日期的引用文件，仅注日期的版本适用于本文件。凡是不注日期的引用文件，其最新版本（包括所有的修改单）适用于本文件。

GB/T 5750.5　　　生活饮用水检验标准方法无机非金属指标

GB/T 19633　　　最终灭菌医疗器械的包装

WS 310.1　　　　医院消毒供应中心第 1 部分：管理规范

WS 310.3　　　　医院消毒供应中心第 3 部分：清洗消毒及灭菌效果监测标准

WS/T 367　　　　医疗机构消毒技术规范

3　术语和定义

WS 310.1、WS 310.3 界定的以及下列术语和定义适用于本文件。

3.1　清洗（cleaning）

去除医疗器械、器具和物品上污物的全过程，流程包括冲洗、洗涤、漂洗和终末漂洗。

3.2　冲洗（flushing）

使用流动水去除器械、器具和物品表面污物的过程。

3.3　洗涤（washing）

使用含有化学清洗剂的清洗用水，去除器械、器具和物品污染物的过程。

3.4　漂洗（rinsing）

用流动水冲洗洗涤后器械、器具和物品上残留物的过程。

3.5　终末漂洗（final rinsing）

用经纯化的水对漂洗后的器械、器具和物品进行最终的处理过程。

3.6　超声波清洗器（ultrasonic cleaner）

利用超声波在水中振荡产生"空化效应"进行清洗的设备。

3.7　清洗消毒器（washer-disinfector）

用于清洗消毒诊疗器械、器具和物品的设备。

3.8　闭合（closure）

用于关闭包装而没有形成密封的方法。例如反复折叠，以形成一弯曲路径。

3.9　密封（sealing）

包装层间连接的结果。注：密封可以采用诸如黏合剂或热熔法。

3.10　闭合完好性（closure integrity）

闭合条件能确保该闭合至少与包装上的其他部分具有相同的阻碍微生物进入的程度。

3.11　包装完好性（package integrity）

包装未受到物理损坏的状态。

3.12　湿热消毒（moist heat disinfection）

利用湿热使菌体蛋白质变性或凝固，酶失去活性，代谢发生障碍，致使细胞死亡。包括煮沸消毒法、巴斯德消毒法和低温蒸汽消毒法。

3.13 A_0 值(A_0 value)

评价湿热消毒效果的指标,指当以 Z 值表示的微生物杀灭效果为 10 K 时,温度相当于 80 ℃的时间(秒)。

3.14 湿包(wet pack)

经灭菌和冷却后,肉眼可见包内或包外存在潮湿、水珠等现象的灭菌包。

3.15 精密器械(delicate instruments)

结构精细、复杂、易损,对清洗、消毒、灭菌处理有特殊方法和技术要求的医疗器械。

3.16 管腔器械(hollow device)

含有管腔内直径≥2 mm,且其腔体中的任何一点距其与外界相通的开口处的距离≤其内直径的 1 500 倍的器械。

4 诊疗器械、器具和物品处理的基本要求

4.1 通常情况下应遵循先清洗后消毒的处理程序。被朊毒体、气性坏疽及突发原因不明的传染病病原体污染的诊疗器械、器具和物品应遵循 WS/T 367 的规定进行处理。

4.2 应根据 WS 310.1 的规定,选择清洗、消毒或灭菌处理方法。

4.3 清洗、消毒、灭菌效果的监测应符合 WS 310.3 的规定。

4.4 耐湿、耐热的器械、器具和物品,应首选热力消毒或灭菌方法。

4.5 应遵循标准预防的原则进行清洗、消毒、灭菌,CSSD 人员防护着装要求应符合附录 A 的规定。

4.6 设备、器械、物品及耗材使用应遵循生产厂家的使用说明或指导手册。

4.7 外来医疗器械及植入物的处置应符合以下要求:

(1) CSSD 应根据手术通知单接收外来医疗器械及植入物;

依据器械供应商提供的器械清单,双方共同清点核查、确认、签名,记录应保存备查。

(2)应要求器械供应商送达的外来医疗器械、植入物及盛装容器清洁。

(3)应遵循器械供应商提供的外来医疗器械与植入物的清洗、消毒、包装、灭菌方法和参数。急诊手术器械应及时处理。

(4)使用后的外来医疗器械,应由 CSSD 清洗消毒后方可交器械供应商。

5 诊疗器械、器具和物品处理的操作流程

5.1 回收

5.1.1 使用者应将重复使用的诊疗器械、器具和物品与一次性使用物品分开放置;重复使用的诊疗器械、器具和物品直接置于封闭的容器中,精密器械应采用保护措施,由 CSSD 集中回收处理;被朊病毒、气性坏疽及突发原因不明的传染病病原体污染的诊疗器械、器具和物品,使用者应双层封闭包装并标明感染性疾病名称,由 CSSD 单独回收处理。

5.1.2 使用者应在使用后及时去除诊疗器械、器具和物品上的明显污物,根据需要做保湿处理。

5.1.3 不应在诊疗场所对污染的诊疗器械、器具和物品进行清点,应采用封闭方式回收,避免反复装卸。

5.1.4 回收工具每次使用后应清洗、消毒,干燥备用。

5.2 分类

5.2.1 应在 CSSD 的去污区进行诊疗器械、器具和物品的清点、核查。

5.2.2 应根据器械物品材质、精密程度等进行分类处理。

5.3 清洗

5.3.1 清洗方法包括机械清洗、手工清洗。

5.3.2　机械清洗适用于大部分常规器械的清洗。手工清洗适用于精密、复杂器械的清洗和有机物污染较重器械的初步处理。

5.3.3　清洗步骤包括冲洗、洗涤、漂洗、终末漂洗。清洗操作及注意事项应符合附录 B 的要求。

5.3.4　精密器械的清洗,应遵循生产厂家提供的使用说明或指导手册。

5.4　消毒

5.4.1　清洗后的器械、器具和物品应进行消毒处理。方法首选机械湿热消毒,也可采用 75％乙醇、酸性氧化电位水或其他消毒剂进行消毒。

5.4.2　湿热消毒应采用经纯化的水,电导率≤15 μS/cm(25 ℃)。

5.4.3　湿热消毒方法的温度、时间应符合附表 3 的要求。消毒后直接使用的诊疗器械、器具和物品,湿热消毒温度应≥90 ℃,时间≥5 分钟,或 A_0 值≥3 000;消毒后继续灭菌处理的,其湿热消毒温度应≥90 ℃,时间≥1 分钟,或 A_0 值≥600。

附表 3　湿热消毒的温度与时间

湿热消毒方法	温度/℃	最短消毒时间/min
消毒后直接使用	93	2.5
	90	5
消毒后继续灭菌处理	90	1
	80	10
	75	30
	70	100

5.4.4　酸性氧化电位水的应用见附录 C;其他消毒剂的应用

遵循产品说明书。

5.5　干燥

5.5.1　宜首选干燥设备进行干燥处理。根据器械的材质选择适宜的干燥温度,金属类干燥温度 70～90 ℃;塑胶类干燥温度 65～75 ℃。

5.5.2　不耐热器械、器具和物品可使用消毒的低纤维絮擦布、压力气枪或≥95%乙醇进行干燥处理。

5.5.3　管腔器械内的残留水迹,可用压力气枪等进行干燥处理。

5.5.4　不应使用自然干燥方法进行干燥。

5.6　器械检查与保养

5.6.1　应采用目测或使用带光源放大镜对干燥后的每件器械、器具和物品进行检查。器械表面及其关节、齿牙处应光洁,无血渍、污渍、水垢等残留物质和锈斑;功能完好,无损毁。

5.6.2　清洗质量不合格的,应重新处理;器械功能损毁或锈蚀严重,应及时维修或报废。

5.6.3　带电源器械应进行绝缘性能等安全性检查。

5.6.4　应使用医用润滑剂进行器械保养。不应使用石蜡油等非水溶性的产品作为润滑剂。

5.7　包装

5.7.1　包装应符合 GB/T 19633 的要求。

5.7.2　包括装配、包装、封包、注明标识等步骤。器械与敷料应分室包装。

5.7.3　包装前应依据器械装配的技术规程或图示,核对器械的种类、规格和数量。

5.7.4　手术器械应摆放在篮筐或有孔的托盘中进行配套包装。

5.7.5　手术所用盘、盆、碗等器皿,宜与手术器械分开包装。

5.7.6　剪刀和血管钳等轴节类器械不应完全锁扣。有盖的器皿应开盖,摞放的器皿间应用吸湿布、纱布或医用吸水纸隔开,包内容器开口朝向一致;管腔类物品应盘绕放置,保持管腔通畅;精细器械、锐器等应采取保护措施。

5.7.7　压力蒸汽灭菌包重量要求:器械包重量不宜超过7 kg,敷料包重量不宜超过5 kg。

5.7.8　压力蒸汽灭菌包体积要求:下排气压力蒸汽灭菌器不宜超过30 cm×30 cm×25 cm;预真空压力蒸汽灭菌器不宜超过30 cm×30 cm×50 cm。

5.7.9　包装方法及要求:灭菌物品包装分为闭合式包装和密封式包装。包装方法和要求如下:

(1)手术器械若采用闭合式包装方法,应由2层包装材料分2次包装。

(2)密封式包装方法应采用纸袋、纸塑袋等材料。

(3)硬质容器的使用及操作,应遵循生产厂家的使用说明或指导手册,并符合附录D的要求。每次使用后应清洗、消毒和干燥。

(4)普通棉布包装材料应一用一清洗,无污渍,灯光检查无破损。

5.7.10　封包要求如下:

(1)包外应设有灭菌化学指示物。高度危险性物品灭菌包内还应放置包内化学指示物;如果透过包装材料可直接观察包内灭菌化学指示物的颜色变化,则不必放置包外灭菌化学指示物。

(2)闭合式包装应使用专用胶带,胶带长度应与灭菌包体积、重量相适宜,松紧适度。封包应严密,保持闭合完好性。

(3)纸塑袋、纸袋等密封包装其密封宽度应≥6 mm,包内器械距包装袋封口处≥2.5 cm。

（4）医用热封机在每日使用前应检查参数的准确性和闭合完好性。

（5）硬质容器应设置安全闭锁装置，无菌屏障完整性破坏后应可识别。

（6）灭菌物品包装的标识应注明物品名称、包装者等内容。灭菌前注明灭菌器编号、灭菌批次、灭菌日期和失效日期等相关信息。标识应具有可追溯性。

5.8　灭菌

5.8.1　压力蒸汽灭菌

5.8.1.1　耐湿、耐热的器械、器具和物品应首选压力蒸汽灭菌。

5.8.1.2　应根据待灭菌物品选择适宜的压力蒸汽灭菌器和灭菌程序。常规灭菌周期包括预排气、灭菌、后排汽和干燥等过程。快速压力蒸汽灭菌程序不应作为物品的常规灭菌程序，应在紧急情况下使用，使用方法应遵循 WS/T 367 的要求。

5.8.1.3　灭菌器操作方法应遵循生产厂家的使用说明或指导手册。

5.8.1.4　压力蒸汽灭菌器蒸汽和水的质量参见 WS 310.1 附录 B。

5.8.1.5　管腔器械不应使用下排气压力蒸汽灭菌方式进行灭菌。

5.8.1.6　压力蒸汽灭菌器灭菌参数见附表 4。

5.8.1.7　硬质容器和超大超重包装，应遵循厂家提供的灭菌参数。

5.8.1.8　压力蒸汽灭菌器操作程序包括灭菌前准备、灭菌物品装载、灭菌操作、无菌物品卸载和灭菌效果的监测等步骤。具体如下：

附表 4 压力蒸汽灭菌器灭菌参数

设备类别	物品类别	灭菌设定温度/℃	最短灭菌时间/min	压力参考范围/kPa
下排气式	敷料	121	30	102.8~122.9
	器械		20	
预真空式	器械、敷料	132	4	184.4~210.7
		134		201.7~229.3

（1）灭菌前准备

1）每天设备运行前应进行安全检查,包括灭菌器压力表处在"0"的位置;记录打印装置处于备用状态;灭菌器柜门密封圈平整无损坏,柜门安全锁扣灵活、安全有效;灭菌柜内冷凝水排出口通畅,柜内壁清洁;电源、水源、蒸汽、压缩空气等运行条件符合设备要求。

2）遵循产品说明书对灭菌器进行预热。

3）大型预真空压力蒸汽灭菌器应在每日开始灭菌运行前空载进行 B－D 试验。

（2）灭菌物品装载

1）应使用专用灭菌架或篮筐装载灭菌物品,灭菌包之间应留间隙。

2）宜将同类材质的器械、器具和物品,置于同一批次进行灭菌。

3）材质不相同时,纺织类物品应放置于上层、竖放,金属器械类放置于下层。

4）手术器械包、硬质容器应平放;盆、盘、碗类物品应斜放,玻璃瓶等底部无孔的器皿类物品应倒立或侧放;纸袋、纸塑包装物品应侧放;利于蒸汽进入和冷空气排出。

5）选择下排气压力蒸汽灭菌程序时,大包宜摆放于上层,小包宜摆放于下层。

（3）灭菌操作

应观察并记录灭菌时的温度、压力和时间等灭菌参数及设备运行状况。

（4）无菌物品卸载

1）从灭菌器卸载取出的物品，冷却时间＞30分钟。

2）应确认灭菌过程合格，结果应符合 WS 310.3 的要求。

3）应检查有无湿包，湿包不应储存与发放，分析原因并改进。

4）无菌包掉落地上或误放到不洁处应视为被污染。

（5）灭菌效果的监测：

灭菌过程的监测应符合 WS 310.3 中相关规定。

5.8.2　干热灭菌

适用于耐热、不耐湿，蒸汽或气体不能穿透物品的灭菌，如玻璃、油脂、粉剂等物品的灭菌。灭菌程序、参数及注意事项符合 WS/T 367 的规定，并应遵循生产厂家使用说明书。

5.8.3　低温灭菌

5.8.3.1　常用低温灭菌方法主要包括：环氧乙烷灭菌、过氧化氢低温等离子体灭菌、低温甲醛蒸汽灭菌。

5.8.3.2　低温灭菌适用于不耐热、不耐湿的器械、器具和物品的灭菌。

5.8.3.3　应符合以下基本要求：

（1）灭菌的器械、物品应清洗干净，并充分干燥。

（2）灭菌程序、参数及注意事项符合 WS/T 367 的规定，并应遵循生产厂家使用说明书。

（3）灭菌装载应利于灭菌介质穿透。

5.9　储存

5.9.1　灭菌后物品应分类、分架存放在无菌物品存放区。一次性使用无菌物品应去除外包装后，进入无菌物品存放区。

5.9.2 物品存放架或柜应距地面高度≥20 cm,距离墙≥5 cm,距天花板≥50 cm。

5.9.3 物品放置应固定位置,设置标识。接触无菌物品前应洗手或手消毒。

5.9.4 消毒后直接使用的物品应干燥、包装后专架存放。

5.9.5 无菌物品存放要求如下:

(1)无菌物品存放区环境的温度、湿度达到 WS 310.1 的规定时,使用普通棉布材料包装的无菌物品有效期宜为 14 天。

(2)未达到环境标准时,使用普通棉布材料包装的无菌物品有效期不应超过 7 天。

(3)医用一次性纸袋包装的无菌物品,有效期宜为 30 天;使用一次性医用皱纹纸、医用无纺布包装的无菌物品,有效期宜为 180 天;使用一次性纸塑袋包装的无菌物品,有效期宜为 180 天。硬质容器包装的无菌物品,有效期宜为 180 天。

5.10 无菌物品发放

5.10.1 无菌物品发放时,应遵循先进先出的原则。

5.10.2 发放时应确认无菌物品的有效性。植入物应在生物监测合格后,方可发放。紧急情况灭菌植入物时,使用含第 5 类化学指示物的生物 PCD 进行监测,化学指示物合格可提前放行,生物监测的结果应及时通报使用部门。

5.10.3 应记录无菌物品发放日期、名称、数量、物品领用科室、灭菌日期等。

5.10.4 运送无菌物品的器具使用后,应清洁处理,干燥存放。

附录 A
（规范性附录）
CSSD人员防护及着装要求

CSSD 人员防护及着装要求见表 A.1。

表 A.1　CSSD人员防护及着装要求

区域	操作	防护着装					
		圆帽	口罩	防护服/防水围裙	专用鞋	手套	护目镜/面罩
诊疗场所	污染物品回收	√	△			√	
去污区	污染器械分类、核对、机械清洗装载	√	√	√	√	√	△
	手工清洗器械和用具	√	√	√	√	√	√
检查、包装及灭菌区	器械检查、包装	√	△		√	△	
	灭菌物品装载	√			√		
	无菌物品卸载	√			√	△, #	
无菌物品存放区	无菌物品发放	√			√		

注1："√"表示应使用。
注2："△"表示可使用。
注3：#表示具有防烫功能的手套。

附录 B

（规范性附录）

器械、器具和物品的清洗操作方法

B.1　手工清洗

B.1.1　操作程序

B.1.1.1　冲洗：将器械、器具和物品置于流动水下冲洗，初步去除污染物。

B.1.1.2　洗涤：冲洗后，应使用医用清洗剂浸泡后刷洗、擦洗。

B.1.1.3　漂洗：洗涤后，再用流动水冲洗或刷洗。

B.1.1.4　终末漂洗：应采用电导率≤15 μs/cm(25 ℃)的水进行漂洗。

B.1.2　注意事项

B.1.2.1　手工清洗时水温宜为 15～30 ℃。

B.1.2.2　去除干涸的污渍应先用医用清洗剂浸泡，再刷洗或擦洗。有锈迹，应除锈。

B.1.2.3　刷洗操作应在水面下进行，防止产生气溶胶。

B.1.2.4　器械可拆卸的部分应拆开后清洗。

B.1.2.5　管腔器械宜先选用合适的清洗刷清洗内腔，再用压力水枪冲洗。

B.1.2.6　不应使用研磨型清洗材料和用具用于器械处理，应选用与器械材质相匹配的刷洗用具和用品。

B.2　超声波清洗器的操作方法

B.2.1　操作程序

B.2.1.1 清洗器内注入清洗用水,并添加医用清洗剂。水温应<45 ℃。

B.2.1.2 冲洗:于流动水下冲洗器械,初步去除污染物。

B.2.1.3 洗涤:应将器械放入篮筐中,浸没在水面下,管腔内注满水。

B.2.1.4 超声清洗操作,应遵循器械和设备生产厂家的使用说明或指导手册。

B.2.2 注意事项

B.2.2.1 超声清洗可作为手工清洗或机械清洗的预清洗手段。

B.2.2.2 清洗时应盖好超声清洗机盖子,防止产生气溶胶。

B.2.2.3 应根据器械的不同材质选择相匹配的超声频率。

B.2.2.4 清洗时间不宜超过 10 分钟。

B.3 清洗消毒器的操作方法

B.3.1 每日设备运行前检查

B.3.1.1 应确认水、电、蒸汽、压缩空气达到设备工作条件,医用清洗剂的储量充足。

B.3.1.2 舱门开启应达到设定位置,密封圈完整;清洗的旋转臂转动灵活;喷淋孔无堵塞;清洗架进出轨道无阻碍。

B.3.1.3 应检查设备清洁状况,设备的内舱壁、排水网筛、排水槽、清洗架和清洗旋转臂等。

B.3.2 清洗物品装载

B.3.2.1 清洗物品应充分接触水流;器械轴节应充分打开;可拆卸的部分应拆卸后清洗;容器应开口朝下或倾斜摆放;根据器械类型使用专用清洗架和配件。

B.3.2.2 精密器械和锐利器械的装载应使用固定保护装置。

B.3.2.3 每次装载结束应检查清洗旋转臂,其的转动情况,不应受到器械、器具和物品的阻碍。

B.3.3 设备操作运行

B.3.3.1 各类器械、器具和物品清洗程序的设置应遵循生产厂家的使用说明或指导手册。

B.3.3.2 应观察设备运行中的状态,其清洗旋转臂工作正常,排水应通畅。

B.3.3.3 设备运行结束,应对设备物理参数进行确认,应符合设定程序的各项参数指标并记录。

B.3.3.4 每日清洗结束时,应检查舱内是否有杂物。

B.3.4 注意事项

B.3.4.1 冲洗、洗涤、漂洗时应使用软水。冲洗阶段水温应<45 ℃。

B.3.4.2 终末漂洗、消毒用水电导率应≤15 μS/cm(25 ℃)。

B.3.4.3 终末漂洗程序中宜对需要润滑的器械使用医用润滑剂。

B.3.4.4 根据清洗需要选择适宜的医用清洗剂,定期检查清洗剂用量是否准确。

B.3.4.5 每日清洗结束时,应清理舱内杂物,并做清洁处理。定期做好清洗消毒器的保养。

附录 C

（规范性附录）

酸性氧化电位水应用指标与方法

C.1 使用范围

可用于手工清洗后不锈钢和其他非金属材质器械、器具和物品灭菌前的消毒。

C.2　主要有效成分指标要求

C.2.1　有效氯含量为(60±10) mg/L。

C.2.2　pH 范围 2.0~3.0。

C.2.3　氧化还原电位(ORP)≥1 100 mV。

C.2.4　残留氯离子<1 000 mg/L。

C.3　使用方法

手工清洗后的待消毒物品,使用酸性氧化电位水流动冲洗或浸泡消毒 2 分钟,净水冲洗 30 秒,再按本标准 5.5~5.8 进行处理。

C.4　注意事项

C.4.1　应先彻底清除器械、器具和物品上的有机物,再进行消毒处理。

C.4.2　酸性氧化电位水对光敏感,有效氯浓度随时间延长而下降,宜现制备现用。

C.4.3　储存应选用避光、密闭、硬质聚氯乙烯材质制成的容器。室温下贮存不超过 3 天。

C.4.4　每次使用前,应在使用现场酸性氧化电位水出水口处,分别检测 pH 和有效氯浓度。检测数值应符合指标要求。

C.4.5　对铜、铝等非不锈钢的金属器械、器具和物品有一定的腐蚀作用,应慎用。

C.4.6　不得将酸性氧化电位水和其他药剂混合使用。

C.4.7　皮肤过敏人员操作时应戴手套。

C.4.8　酸性氧化电位水长时间排放可造成排水管路的腐蚀,故应每次排放后再排放少量碱性还原电位水或自来水。

C.5　酸性氧化电位水有效指标的检测

C.5.1　有效氯含量试纸检测方法：应使用精密有效氯检测试纸，其有效氯范围应与酸性氧化电位水的有效氯含量接近，具体使用方法见试纸使用说明书。

C.5.2　pH 试纸检测方法：应使用精密 pH 检测试纸，其 pH 范围与酸性氧化电位水的 pH 接近，具体使用方法见 pH 试纸使用说明书。

C.5.3　氧化还原电位（ORP）的检测方法：开启酸性氧化电位水生成器，待出水稳定后，用 100 ml 小烧杯接取酸性氧化电位水，立即进行检测。氧化还原电位检测可采用铂电极，在酸度计"mV"档上直接检测读数。具体使用方法见使用说明书。

C.5.4　氯离子检测方法：按使用说明书的要求开启酸性氧化电位水生成器，待出水稳定后，用 250 ml 磨口瓶取酸性氧化电位水至瓶满后，立即盖好瓶盖，送实验室进行检测。采用硝酸银容量法或离子色谱法，详细方法见 GB/T 5750.5。

附录 D
（规范性附录）
硬质容器的使用与操作要求

D.1　硬质容器的组成

应由盖子、底座、手柄、灭菌标识卡槽、垫圈和灭菌剂孔组成。盖子应有可通过灭菌介质的阀门或过滤部件，并应具有无菌屏障功能。

D.2　使用原则

D.2.1　使用方法遵循生产厂家说明书和提供的灭菌参数。

D.2.2　首次使用应进行灭菌过程有效性的测试,包括物理监测、化学监测、生物监测,并对器械干燥时间进行评估,检查有无湿包。

D.2.3　每次使用应进行清洗、消毒、干燥处理。

D.2.4　包装前应检查硬质容器的完整性:

(1)盒盖、底座的边缘无变形,对合紧密。

(2)盒盖垫圈平整、无脱落。

(3)若通气系统使用滤纸和固定架,应检查固定架的稳定性,一次性滤纸应每次更换,重复使用的滤纸应检查有无破损,保持清洁;若通气系统使用阀门,应遵循生产厂家说明书检查阀门,包括通气阀、疏水阀。

(4)闭锁装置完好,放置一次性锁扣(锁卡)封包。

第3部分:清洗消毒及灭菌效果监测标准

1　范围

WS 310 的本部分规定了医院消毒供应中心消毒与灭菌效果监测的要求、方法、质量控制过程的记录与可追溯要求。

本部分适用于医院 CSSD 和为医院提供消毒灭菌服务的消毒服务机构。

2　规范性引用文件

下列文件对于本文件的应用是必不可少的。凡是注日期的引用文件,仅注日期的版本适用于本文件。凡是不注日期的引用文件,其最新版本(包括所有的修改单)适用于本文件。

GB 15982　　医院消毒卫生标准

GB/T 20367　医疗保健产品灭菌　医疗保健机构湿热灭菌的确认和常规控制要求

GB/T 30690　小型压力蒸汽灭菌器灭菌效果监测方法和评价要求

WS 310.1　　医院消毒供应中心第1部分：管理规范

WS 310.2　　医院消毒供应中心第2部分：清洗消毒及灭菌技术操作规范

WS/T 367　　医疗机构消毒技术规范

3 术语和定义

WS 310.1、WS 310.3界定的以及下列术语和定义适用于本文件。

3.1 可追溯(traceability)

对影响灭菌过程和结果的关键要素进行记录,保存备查,实现可追踪。

3.2 灭菌过程验证装置(process challenge device，PCD)

对灭菌过程具有特定抗力的装置,用于评价灭菌过程的有效性。

3.3 清洗效果测试物(test soil)

用于测试清洗效果的产品。

3.4 大修(major repair)

超出该设备常规维护保养范围,显著影响该设备性能的维修操作。

示例1：压力蒸汽灭菌器大修如更换真空泵、与腔体相连的阀门、大型供汽管道、控制系统等。

示例2：清洗消毒器大修如更换水泵、清洗剂供给系统、加热系统、控制系统等。

3.5 小型蒸汽灭菌器(small steam sterilizer)

体积小于 60 L 的压力蒸汽灭菌器。

3.6 快速压力蒸汽灭菌(flash sterilization)

专门用于处理立即使用物品的压力蒸汽灭菌过程。

4 监测要求及方法

4.1 通用要求

4.1.1 应专人负责质量监测工作。

4.1.2 应定期对医用清洗剂、消毒剂、清洗用水、医用润滑剂、包装材料等进行质量检查,检查结果应符合 WS 310.1 的要求。

4.1.3 应进行监测材料卫生安全评价报告及有效期等的检查,检查结果应符合要求。自制测试标准包应符合 WS/T 367 的有关要求。

4.1.4 应遵循设备生产厂家的使用说明或指导手册对清洗消毒器、封口机、灭菌器定期进行预防性维护与保养、日常清洁和检查。

4.1.5 按照以下要求进行设备的检测:

(1)清洗消毒器应遵循生产厂家的使用说明或指导手册进行检测。

(2)压力蒸汽灭菌器应每年对灭菌程序的温度、压力和时间进行检测。

(3)压力蒸汽灭菌器应定期对压力表和安全阀进行检测。

(4)干热灭菌器应每年用多点温度检测仪对灭菌器各层内、中、外各点的温度进行检测。

(5)低温灭菌器应每年定期遵循生产厂家的使用说明或指导手册进行检测。

(6)封口机应每年定期遵循生产厂家的使用说明或指导手册

进行检测。

4.2 清洗质量的监测

4.2.1 器械、器具和物品清洗质量的监测

4.2.1.1 日常监测

在检查包装时进行,应目测和(或)借助带光源放大镜检查。清洗后的器械表面及其关节、齿牙应光洁,无血渍、污渍、水垢等残留物质和锈斑。

4.2.1.2 定期抽查

每月应至少随机抽查3~5个待灭菌包内全部物品的清洗质量,检查的内容同日常监测,并记录监测结果。

4.2.1.3 清洗效果评价

可定期采用定量检测的方法,对诊疗器械、器具和物品的清洗效果进行评价。

4.2.2 清洗消毒器及其质量的监测

4.2.2.1 日常监测

应每批次监测清洗消毒器的物理参数及运转情况,并记录。

4.2.2.2 定期监测

(1)对清洗消毒器的清洗效果可每年采用清洗效果测试物进行监测。当清洗物品或清洗程序发生改变时,也可采用清洗效果测试指示物进行清洗效果的监测。

(2)清洗效果测试物的监测方法应遵循生产厂家的使用说明或指导手册。

4.2.2.3 注意事项

清洗消毒器新安装、更新、大修、更换清洗剂、改变消毒参数或装载方法等时,应遵循生产厂家的使用说明或指导手册进行检测,清洗消毒质量检测合格后,清洗消毒器方可使用。

4.3 消毒质量的监测

4.3.1 湿热消毒

应监测、记录每次消毒的温度与时间或 A0 值。监测结果应符合 WS 310.2 的要求。应每年检测清洗消毒器的温度、时间等主要性能参数。结果应符合生产厂家的使用说明或指导手册的要求。

4.3.2　化学消毒

应根据消毒剂的种类特点,定期监测消毒剂的浓度、消毒时间和消毒时的温度,并记录,结果应符合该消毒剂的规定。

4.3.3　消毒效果监测

消毒后直接使用物品应每季度进行监测,监测方法及监测结果符合 GB 15982 的要求。每次检测 3～5 件有代表性的物品。

4.4　灭菌质量的监测

4.4.1　原则

4.4.1.1　对灭菌质量采用物理监测法、化学监测法和生物监测法进行,监测结果应符合本标准的要求。

4.4.1.2　物理监测不合格的灭菌物品不得发放,并应分析原因进行改进,直至监测结果符合要求。

4.4.1.3　包外化学监测不合格的灭菌物品不得发放,包内化学监测不合格的灭菌物品和湿包不得使用。并应分析原因进行改进,直至监测结果符合要求。

4.4.1.4　生物监测不合格时,应尽快召回上次生物监测合格以来所有尚未使用的灭菌物品,重新处理;并应分析不合格的原因,改进后,生物监测连续三次合格后方可使用。

4.4.1.5　植入物的灭菌应每批次进行生物监测。生物监测合格后,方可发放。

4.4.1.6　使用特定的灭菌程序灭菌时,应使用相应的指示物进行监测。

4.4.1.7　按照灭菌装载物品的种类,可选择具有代表性的 PCD 进行灭菌效果的监测。

4.4.1.8 灭菌外来医疗器械、植入物、硬质容器、超大超重包,应遵循厂家提供的灭菌参数,首次灭菌时对灭菌参数和有效性进行测试,并进行湿包检查。

4.4.2 压力蒸汽灭菌的监测

4.4.2.1 物理监测法

4.4.2.1.1 日常监测:每次灭菌应连续监测并记录灭菌时的温度、压力和时间等灭菌参数。灭菌温度波动范围在+3 ℃内,时间满足最低灭菌时间的要求,同时应记录所有临界点的时间、温度与压力值,结果应符合灭菌的要求。

4.4.2.1.2 定期监测:应每年用温度压力检测仪监测温度、压力和时间等参数,检测仪探头放置于最难灭菌部位。

4.4.2.2 化学监测法

4.4.2.2.1 应进行包外、包内化学指示物监测。具体要求为灭菌包包外应有化学指示物,高度危险性物品包内应放置包内化学指示物,置于最难灭菌的部位。如果透过包装材料可直接观察包内化学指示物的颜色变化,则不必放置包外化学指示物。根据化学指示物颜色或形态等变化,判定是否达到灭菌合格要求。

4.4.2.2.2 采用快速程序灭菌时,也应进行化学监测。直接将一片包内化学指示物置于待灭菌物品旁边进行化学监测。

4.4.2.3 生物监测法

4.4.2.3.1 应至少每周监测一次,监测方法遵循附录 A 的要求。

4.4.2.3.2 紧急情况灭菌植入物时,使用含第 5 类化学指示物的生物 PCD 进行监测,化学指示物合格可提前放行,生物监测的结果应及时通报使用部门。

4.4.2.3.3 采用新的包装材料和方法进行灭菌时应进行生物监测。

4.4.2.3.4 小型压力蒸汽灭菌器因一般无标准生物监测

包,应选择灭菌器常用的、有代表性的灭菌物品制作生物测试包或生物 PCD,置于灭菌器最难灭菌的部位,且灭菌器应处于满载状态。生物测试包或生物 PCD 应侧放,体积大时可平放。

4.4.2.3.5　采用快速程序灭菌时,应直接将一支生物指示物,置于空载的灭菌器内,经一个灭菌周期后取出,规定条件下培养,观察结果。

4.4.2.3.6　生物监测不合格时,应遵循 4.4.1.4 的规定。

4.4.2.4　B‐D 试验

预真空(包括脉动真空)压力蒸汽灭菌器应每日开始灭菌运行前空载进行 B‐D 测试,B‐D 测试合格后,灭菌器方可使用。B‐D 测试失败,应及时查找原因进行改进,监测合格后,灭菌器方可使用。小型压力蒸汽灭菌器的 B‐D 试验应参照 GB/T 30690。

4.4.2.5　灭菌器新安装、移位和大修后的监测

应进行物理监测、化学监测和生物监测。物理监测、化学监测通过后,生物监测应空载连续监测三次,合格后灭菌器方可使用,监测方法应符合 GB/T 20367 的有关要求。对于小型压力蒸汽灭菌器,生物监测应满载连续监测三次,合格后灭菌器方可使用。预真空(包括脉动真空)压力蒸汽灭菌器应进行 B‐D 测试并重复 3 次,连续监测合格后,灭菌器方可使用。

4.4.3　干热灭菌的监测

4.4.3.1　物理监测法:每灭菌批次应进行物理监测。监测方法包括记录温度与持续时间。温度在设定时间内均达到预置温度,则物理监测合格。

4.4.3.2　化学监测法:每一灭菌包外应使用包外化学指示物,每一灭菌包内应使用包内化学指示物,并置于最难灭菌的部位。对于未打包的物品,应使用一个或者多个包内化学指示物,放在待灭菌物品附近进行监测。经过一个灭菌周期后取出,据其颜色或形态的改变判断是否达到灭菌要求。

4.4.3.3　生物监测法：应每周监测一次，监测方法遵循附录B 的要求。

4.4.3.4　新安装、移位和大修后，应进行物理监测法、化学监测法和生物监测法监测（重复 3 次），监测合格后，灭菌器方可使用。

4.4.4　低温灭菌的监测

4.4.4.1　原则：

低温灭菌器新安装、移位、大修、灭菌失败、包装材料或被灭菌物品改变，应对灭菌效果进行重新评价，包括采用物理监测法、化学监测法和生物监测法进行监测（重复三次），监测合格后，灭菌器方可使用。

4.4.4.2　环氧乙烷灭菌的监测

（1）物理监测法：每次灭菌应监测并记录灭菌时的温度、压力、时间和相对湿度等灭菌参数。灭菌参数符合灭菌器的使用说明或操作手册的要求。

（2）化学监测法：每个灭菌物品包外应使用包外化学指示物，作为灭菌过程的标志，每包内最难灭菌位置放置包内化学指示物，通过观察其颜色变化，判定其是否达到灭菌合格要求。

（3）生物监测法：每灭菌批次应进行生物监测，监测方法遵循附录 C 的要求。

4.4.4.3　过氧化氢低温等离子灭菌的监测

（1）物理监测法：每次灭菌应连续监测并记录每个灭菌周期的临界参数如舱内压、温度、等离子体电源输出功率和灭菌时间等灭菌参数。灭菌参数符合灭菌器的使用说明或操作手册的要求。

（2）可对过氧化氢浓度进行监测。

（3）化学监测法：每个灭菌物品包外应使用包外化学指示物，作为灭菌过程的标志；每包内最难灭菌位置应放置包内化学指示物，通过观察其颜色变化，判定其是否达到灭菌合格要求。

（4）生物监测法：每天使用时应至少进行一次灭菌循环的生物监测，监测方法遵循附录 D 的要求。

4.4.4.4　低温蒸汽甲醛灭菌的监测

（1）物理监测法：每灭菌批次应进行物理监测。详细记录灭菌过程的参数，包括灭菌温度、相对湿度、压力与时间。灭菌参数符合灭菌器的使用说明或操作手册的要求。

（2）化学监测法：每个灭菌物品包外应使用包外化学指示物，作为灭菌过程的标志；每包内最难灭菌位置放置包内化学指示物，通过观察其颜色变化，判定其是否达到灭菌合格要求。

（3）生物监测法：应每周监测一次，监测方法遵循附录 E 的要求。

4.4.4.5　其他低温灭菌方法的监测

要求及方法应符合国家有关标准的规定。

5　质量控制过程的记录与可追溯要求

5.1　应建立清洗、消毒、灭菌操作的过程记录，内容包括：

（1）应留存清洗消毒器和灭菌器运行参数打印资料或记录。

（2）应记录灭菌器每次运行情况，包括灭菌日期、灭菌器编号、批次号、装载的主要物品、灭菌程序号、主要运行参数、操作员签名或代号，及灭菌质量的监测结果等，并存档。

5.2　应对清洗、消毒、灭菌质量的日常监测和定期监测进行记录。

5.3　记录应具有可追溯性，清洗、消毒监测资料和记录的保存期应≥6 个月，灭菌质量监测资料和记录的保留期应≥3 年。

5.4　灭菌标识的要求

（1）灭菌包外应有标识，内容包括物品名称、检查打包者姓名或代号、灭菌器编号、批次号、灭菌日期和失效日期；或含有上述内容的信息标识。

（2）使用者应检查并确认包内化学指示物是否合格、器械干燥、洁净等,合格方可使用。同时将手术器械包的包外标识留存或记录于手术护理记录单上。

(3) 如采用信息系统,手术器械包的标识使用后应随器械回到 CSSD 进行追溯记录。

5.5　应建立持续质量改进制度及措施,发现问题及时处理,并应建立灭菌物品召回制度。

(1) 生物监测不合格时,应通知使用部门停止使用,并召回上次监测合格以来尚未使用的所有灭菌物品。同时应书面报告相关管理部门,说明召回的原因。

(2) 相关管理部门应通知使用部门对已使用该期间无菌物品的患者进行密切观察。

(3) 应检查灭菌过程的各个环节,查找灭菌失败的可能原因,并采取相应的改进措施后,重新进行生物监测 3 次,合格后该灭菌器方可正常使用。

(4) 应对该事件的处理情况进行总结,并向相关管理部门汇报。

5.6　应定期对监测资料进行总结分析,做到持续质量改进。

附录 A

(规范性附录)

压力蒸汽灭菌器的生物监测方法

A.1　标准生物测试包的制作方法

按照 WS/T 367 的规定,将嗜热脂肪杆菌芽孢生物指示物置于标准试验包的中心部位,生物指示物应符合国家相关管理要求。标准试验包由 16 条 41 cm×66 cm 的全棉手术巾制成。即每条手术巾的长边先折成 3 层,短边折成 2 层,然后叠放,制成

23 cm×23 cm×15 cm 大小、1.5 kg 的标准测试包。

A.2　监测方法

按照 WS/T 367 的规定,将标准生物测试包或生物 PCD(含一次性标准生物测试包),对满载灭菌器的灭菌质量进行生物监测。标准生物监测包或生物 PCD 置于灭菌器排气口的上方或生产厂家建议的灭菌器内最难灭菌的部位,经过一个灭菌周期后,自含式生物指示物遵循产品说明书进行培养如使用芽孢菌片,应在无菌条件下将芽孢菌片接种到含 10 ml 溴甲酚紫葡萄蛋白胨水培养基的无菌试管中,经(56±2)℃培养 7 天,检测时以培养基作为阴性对照(自含式生物指示物不用设阴性对照),以加入芽孢菌片的培养基作为阳性对照;观察培养结果。如果一天内进行多次生物监测,且生物指示物为同一批号,则只需设一次阳性对照。

A.3　结果判定

阳性对照组培养阳性,阴性对照组培养阴性,试验组培养阴性,判定为灭菌合格。阳性对照组培养阳性,阴性对照组培养阴性,试验组培养阳性,则灭菌不合格;同时应进一步鉴定试验组阳性的细菌是否为指示菌或是污染所致。

附录 B

(规范性附录)

干热灭菌的生物监测方法

B.1　标准生物测试管的制作方法

按照 WS/T 367 的规定,将枯草杆菌黑色变种芽孢菌片装入无菌试管内(1 片/管),制成标准生物测试管。生物指示物应符合国家相关管理要求。置于灭菌器最难灭菌的部位,对灭菌器的灭菌质量进行生物监测,并设阳性对照和阴性对照。

B.2　监测方法

将标准生物测试管置于灭菌器与每层门把手对角线内、对角线处,每个位置放置 2 个标准圣物测试管,试管帽置于试管旁,关好柜门,经一个灭菌周期后,待温度降至 80 ℃时,加盖试管帽后取出试管。在无菌条件下,每管加入 5 ml 胰蛋白胨大豆肉汤培养基(TSB),经 36 ℃±1 ℃培养 48 小时,观察初步结果,无菌生长管继续培养至第 7 天。检测时以培养基作为阴性对照。以加入芽孢菌片的培养基作为阳性对照。

B.3　结果判定

阳性对照组培养阳性,阴性对照组培养阴性,若每个测试管的肉汤培养液均澄清,判为灭菌合格;若阳性对照组培养阳性,阴性对照组培养阴性,而只要有一个测试管的肉汤培养液混浊,判为不合格;对难以判定的测试管肉汤培养结果,取 0.1 ml 肉汤培养物接种于营养琼脂平板,用灭菌 L 棒或接种环涂匀,置 36 ℃±1 ℃培养 48 小时,观察菌落形态,并做涂片染色镜检,判断是否有指示菌生长,若有指示菌生长,判为灭菌不合格;若无指示菌生长,判为灭菌合格。

附录 C

（规范性附录）

环氧乙烷灭菌的生物监测方法

C.1　常规生物测试包的制备

取一个 20 ml 无菌注射器，去掉针头，拔出针栓，将枯草杆菌黑色变种芽孢生物指示物放入针筒内，带孔的塑料帽应朝向针头处，再将注射器的针栓插回针筒（注意不要碰及生物指示物），之后用一条全棉小毛巾两层包裹，置于纸塑包装袋中，封装。生物指示物应符合国家相关管理要求。

C.2　监测方法

将常规生物测试包置于灭菌器最难灭菌的部位（所有装载灭菌包的中心部位）。灭菌周期完成后应立即将生物测试包从被灭菌物品中取出。自含式生物指示物遵循产品说明书进行培养；如使用芽孢菌片的，应在无菌条件下将芽孢菌片接种到含 5 ml 胰蛋白胨大豆肉汤培养基（TSB）的无菌试管中，36 ℃±1 ℃培养 48 小时，观察初步结果，无菌生长管继续培养至第 7 天。检测时以培养基作为阴性对照（自含式生物指示物不用设阴性对照），以加入芽孢菌片的培养基作为阳性对照。

C.3　结果判定

阳性对照组培养阳性，阴性对照组培养阴性，试验组培养阴性，判定为灭菌合格。阳性对照组培养阳性，阴性对照组培养阴性，试验组培养阳性，则灭菌不合格；同时应进一步鉴定试验组阳性的细菌是否为指示菌或是污染所致。

附录 D

（规范性附录）

过氧化氢等离子灭菌的生物监测方法

D.1　管腔生物 PCD 或非管腔生物监测包的制作

采用嗜热脂肪杆菌芽孢生物指示物制作管腔生物 PCD 或费管腔生物监测包；生物指示物的载体应对过氧化氢无吸附作用，每一载体上的菌量应达到 1×10^6 CFU，所用芽孢对过氧化氢气体的抗力应稳定并鉴定合格，所用产品应符合国家相关管理要求。

D.2　管腔生物 PCD 的监测方法

灭菌管腔器械时，可使用管腔生物 PCD 进行监测，应将管腔生物 PCD 放置于灭菌器内最难灭菌的部位（按照生产厂家说明书建议，远离过氧化氢注入口，如灭菌舱下层器械搁架的后方）。灭菌周期完成后立即将管腔生物 PCD 从灭菌器中取出，生物指示物应放置（56 ± 2）℃培养 7 天（或遵循产品说明书），观察培养结果。并设阳性对照和阴性对照（自含式生物指示物不用设阴性对照）。

D.3　非管腔生物监测包的监测方法

灭菌非管腔器械时，应使用非管腔生物监测包进行监测，应将生物指示物置于特卫强包装袋内，密封式包装后，放置于灭菌器内最难灭菌的部位（按照生产厂家说明书建议，远离过氧化氢注入口，如灭菌舱下层器械搁架的后方）。灭菌周期完成后立即将非管腔生物监测包从灭菌器中取出,生物指示物应放置 56 ℃±2 ℃培养 7 天(或遵循产品说明书),观察培养结果。并设阳性对照和隐形对照(自含式生物指示物不用设阴性对照)。

D.4　结果判定

阳性对照组培养阳性,阴性对照组培养阴性,实验组培养阴性,判定为灭菌合格。阳性对照组培养阳性,阴性对照组培养阴性,实验组培养阳性,判定为灭菌失败;同时应进一步鉴定实验组阳性的细菌是否为指示菌或是污染所致。

附录 E
(规范性附录)
低温蒸汽甲醛灭菌的生物监测方法

E.1　管腔生物 PCD 或非管腔生物监测包的制作

采用嗜热脂肪杆菌芽孢生物指示物制作管腔生物 PCD 或非管腔生物监测包;生物指示物的载体应对甲醛无吸附作用,每一载体上的菌量应达到 1×10^6 CFU,所用芽孢对甲醛气体的抗力应稳定并鉴定合格,所用产品应符合国家相关管理要求。

E.2　管腔生物 PCD 的监测方法

灭菌管腔器械时,可使用管腔生物 PCD 进行监测,应将管腔生物 PCD 放置于灭菌器内最难灭菌的部位(按照生产厂家说明书建议,远离甲醛注入口),灭菌周期完成后立即将管腔生物 PCD 从灭菌器中取出,生物指示物应放置 56 ℃±2 ℃培养 7 天(或遵循产品说明书),观察培养结果。并设阳性对照和阴性对照(自含式生物指示物不用设阴性对照)。

E.3　非管腔生物监测包的监测方法

灭菌非管腔器械时,应使用非管腔生物监测包进行监测,应将生物指示物置于纸塑包装袋内,密封式包装后,放置于灭菌器内最难灭菌的部位(按照生产厂家说明书建议,远离甲醛注入口)。灭菌周期完成后立即将非管腔生物监测包从灭菌器中取出,生物指示物应放置 56 ℃±2 ℃培养 7 天(或遵循产品说明书),观察培养结果。并设阳性对照和阴性对照(自含式生物指示物不用设阴性对照)。

E.4　结果判定

阳性对照组培养阳性,阴性对照组培养阴性,实验组培养阴性,判定为灭菌合格。阳性对照组培养阳性,阴性对照组培养阴性,实验组培养阳性,判定为灭菌失败;同时应进一步鉴定实验组阳性的细菌是否为指示菌或是污染所致。